Günter Harnisch

Chinesische Heilmittel für ein langes Leben

Ling Zhi Pilz, Jiaogulan, Ginseng

Haftung: Alle Angaben in diesem Buch basieren auf sorgfältiger Auswertung der Recherchen und Erfahrungen des Autors. Weder der Verfasser noch der Verlag können für Angaben über Dosis und Wirkung Gewähr übernehmen. Es bleibt in der alleinigen Verantwortung der Leserinnen und Leser, diese Angaben einer eigenen Prüfung zu unterziehen. Auf die geltenden gesetzlichen Bestimmungen wird ausdrücklich hingewiesen.

4521 Schiedlberg/Austria, Waidern 42
e-mail: office@bacopa.at, verlag@bacopa.at
www.bacopa.at
Druck: MA-TISK
Printed in Slovenija
ISBN 978-3-901618-66-6

1. Auflage 2010

Günter Harnisch

Chinesische Heilmittel für ein langes Leben
Ling Zhi Pilz, Jiaogulan, Ginseng

Antiaging –
gegen Arteriosklerose,
Herz-Kreislauf-Erkrankungen,
Diabetes, Krebs, nervöse Störungen,
Schlafprobleme;
Erhöhung der Leistungsfähigkeit

BACOPA VERLAG

Anhang

Einleitung

Der Traum von ewiger Jugend wird vermutlich immer ein Traum bleiben. Doch bei voller Gesundheit ein Alter von 100 Jahren und mehr zu erreichen, ist schon in naher Zukunft realistisch.
Die chinesische Erfahrungsmedizin befasst sich seit Jahrtausenden mit wirksamen Möglichkeiten, gesund alt zu werden. Viel intensiver als im Westen forschte sie nach Wegen, wie der Körper möglichst lange gesund gehalten werden kann. Deshalb existierte im Reich der Mitte schon sehr früh eine ausgefeilte Ernährungslehre, und man kannte Pflanzen, die im Stande waren, gegen Krankheiten vorzubeugen und die Lebensspanne der Menschen zu verlängern. Ginseng ist eine von ihnen – mit Sicherheit die bekannteste. Ling Zhi galt in China als das wirksamste Mittel in diesem Bereich. Relativ neu hinzugekommen ist Jiaogulan, zuweilen auch Ginseng des Südens genannt, weil es im südlichen Zentralchina wächst und dort seit langem einen hervorragenden Ruf als „Pflanze der Unsterblichkeit“ in der Bevölkerung genießt.

Alle diese drei Pflanzen zeichnen sich trotz einzelner Unterschiede in ihrer Wirkungsweise durch eine gemeinsame Eigenschaft aus: Sie sind Adaptogene. Das bedeutet, sie stellen das natürliche Gleichgewicht der inneren Körperprozesse dort wieder her, wo es gestört ist. Ihre Wirkung ist ausgleichend. Bei einer Überfunktion bestimmter Organfunktionen wirken sie dämpfend, bei einer Unterfunktion dagegen ausgleichend. Sie versorgen die inneren Organe stärker mit Nährstoffen und sorgen für eine bessere Durchblutung ebenso wie für eine stärkere Herzleistung. Außerdem wirken sie günstig auf das Hormonsystem. Auf diesem Wege lassen sich stressbedingte Beeinträchtigungen lebenswichtiger Organe wieder beseitigen. Darüber hinaus stabilisiert ihre adaptogene Wirkung das zentrale Nervensystem, wenn es überreizt ist.

Dieses Buch stellt die drei wichtigsten Pflanzenmittel für ein langes und gesundes Leben vor. Sie stammen aus der Traditionellen Chinesischen Medizin. Dank moderner Anbaumethoden lassen sie sich inzwischen für jeden Menschen problemlos nutzen. Forschungsergebnisse aus zahlreichen Ländern bestätigen für alle drei hervorragende Schutzwirkung gegen typische altersbedingte Leiden wie Arteriosklerose, Diabetes, Herz-Kreislauferkrankungen, Krebs, nervöse Störungen, Schlafprobleme und Leistungsschwächen.

Der Ling Zhi hat seit alter Zeit als „Pilz der Unsterblichkeit“ seinen festen Platz im Heilwesen Chinas. Ginseng gilt als die „Wunderwurzel des Ostens“. Und Jiaogulan setzt sich wegen seiner verjüngenden Wirkung zunehmend bei uns im Westen durch, zumal sich die Rankpflanze leicht selbst züchten lässt.

Spitzensportler, Politiker und Stars überall in der Welt nutzen heute die drei „Königspflanzen“ aus China, um möglichst lange jung und fit zu bleiben. Dass die chinesischen Sportler bei den olympischen Wettkämpfen die meisten Medaillen erringen, liegt nicht nur an ihren eisenharten Trainingsmethoden, sondern vor allem an den „Wunderkräften“, die sie aus ihren pflanzlichen Adaptogenen gewinnen, ohne dabei mit irgendwelchen Dopingbestimmungen in Konflikt zu geraten. Ebenso wirkt die „Altherrenriege“ der chinesischen Machthaber durchwegs fit. Ihre Gesichter sehen glatt aus. Und sie scheinen weit frischer zu sein als die oftmals gestresst und verbraucht wirkenden Spitzenpolitiker aus dem Westen schon in weit jüngerem Lebensalter.

Ziel dieses Buchs ist, westlichen Menschen den Zugang zu erfolgreichen, ganzheitlich wirkenden Naturmitteln zur Verbesserung ihrer gesundheitlichen Lebensqualität zu öffnen. Dabei greift der Autor auf bewährtes Erfahrungswissen aus östlichen Kulturen zurück, um es für moderne westliche Menschen zu nutzen. Er berichtet, auch für Nichtfachleute verständlich, über den Stand der modernen Forschung, schildert Erfahrungen und Ergebnisse aus dem von ihm geleiteten *Arbeitskreis: gesund leben* und gibt konkrete Tipps zur Anwendung der beschriebenen Mittel. Außerdem erhalten die Leserinnen und Leser Hinweise auf verlässliche, preisgünstige Bezugsquellen.

Viel Freude beim Lesen!
Dr. Günter Harnisch

Es ist leichter, hundert unheilbar Kranke zu kurieren,
als zu beweisen, dass die angewandte Therapie wirksam ist.

Dr. Robert Atkins, Arzt

Kapitel 1

Dauerhafte Jugendlichkeit als Ideal der westlichen Gesellschaft

Warum die Menschen immer älter werden

Tatsache ist: Die Menschen werden immer älter. In nur einem Jahrzehnt steigt die durchschnittliche Lebenserwartung um zweieinhalb Jahre! Die Altersforscher sehen auch bis zum Ende des 21. Jahrhunderts kein Ende dieser Entwicklung. Sie sagen weiterhin eine stetige, mäßige Zunahme der mittleren Lebenserwartung für die meisten Länder der Erde voraus. Die Lebenserwartung liegt heute in den Wohlstandsländern bei etwa 77. Bis 2100 könnte sie auf rund 95 Jahre anwachsen.

Der Abstand in der Lebenserwartung zwischen Männern und Frauen verringert sich zugleich immer mehr. Offenbar spielt dabei ein ungünstigeres Gesundheitsverhalten bei den Frauen eine Rolle. Zwar gibt es sogenannte Langlebigkeitsgene. Doch die Spanne des Lebens ist von mehreren Seiten her beeinflussbar: durch Sport ebenso wie durch gesunde Ernährung, durch Umwelteinflüsse, eine qualitative medizinische Versorgung und durch psychosoziale Faktoren wie Partnerschaft, ein Netzwerk von Freunden oder Interessengemeinschaften.

Allgemein fällt auf: Die Menschen werden von ihrer biologischen Verfassung her immer jünger: 50-Jährige gleichen heute biologisch eher 40-Jährigen, 70-Jährige sind wie früher 60-Jährige und so fort. Eine Grenze liegt bislang bei 80 bis 85 Jahren. Um diese Zeit herum lässt sich häufig ein Nachlassen der Spannkraft und eine Verschlechterung des Gesundheitszustandes beobachten. Ermüdung zeigt sich und hinterlässt ihre Spuren.

Eine lange Lebensspanne bedeutet nicht zugleich langes Siechtum im Alter. Die höchste Lebenserwartung gibt es zur Zeit in Japan. Sie beträgt dort im Schnitt 83 Jahre. Rund sechs davon erleben die Menschen mit gesundheitlichen Einschränkungen. 30 Prozent der befragten 80er beschrieben ihre Gesundheit als „sehr gut" oder „hervorragend", weitere 30 als „gut", 20 „mit Einschränkungen" und nur 20 als „schlecht".[1]

Der Anteil sehr alter Menschen an der Weltbevölkerung wächst stark an. In Deutschland gab es 1965 erst 9.000 über 95-Jährige. Im Jahre 1996 waren es bereits 67 000. Heute sind es mehr als 100 000. Ihre Zahl wird weltweit weiter ansteigen.

Schon wollen Experten das Alter nicht mehr über die gelebte Lebenszeit definieren, sondern die „gefühlte" Lebenserwartung soll entscheidend sein. Ihre Formel lautet: Wir sind so jung, wie wir noch Lebensjahre vor uns zu haben meinen. Tatsächlich scheint es eine Art innere Lebensuhr zu geben. Wenn wir davon ausgehen, noch Jahrzehnte vor uns zu haben, verhalten wir uns anders. Wir bauen Häuser, lassen uns auf neue Lernprozesse und neue Beziehungen ein. Abenteuer-, Konsum- und Partnerschaftsverhalten spiegeln deutlich verlängerte Lebenshorizonte wider.

Chancen für Verjüngungsmedizin

Hormone steuern die psychischen, körperlichen und geistigen Energien des Menschen. Im Alter von rund 60 Jahren sinkt der Hormonpegel so weit ab, dass der Körper an Spannkraft und Vitalität verliert. Das Bindegewebe degeneriert. Die Haut wird matter, oft grau und spannungslos. Sexualität und Sportlichkeit verabschieden sich.

1 Horx 2008, 295

Modeärzte zum Beispiel in Kalifornien verabreichen ihren wohlhabenden Senioren unter den Patienten hochdosierte Hormonmischungen. Die verjüngende Wirkung ist eindrucksvoll. Doch außer Selbstvertrauen, Muskelkraft und Libido wachsen leider auch Krebszellen. Und andere unnormale Körperfunktionen treten auf, die zu einem gewaltigen Durcheinander im Organismus, bis hin zu Lebervergrößerungen, führen. Dieser Weg der künstlichen Hormonzufuhr scheint also nicht der richtige zu sein.

Insgesamt fällt an den neuen Alten auf, dass sie sich nicht mehr an die gewohnte lineare Abfolge der Lebensstationen Geburt, Ausbildung, Beruf, Heirat, Familie, Rente, Tod halten wollen. Manche gehen mit 35 noch einmal zur Universität, basteln mit über 50 an neuen Karrieren, gründen mit 45 eine Familie oder heiraten noch einmal mit 76.

Erfolgreich altern kann auch bedeuten: Die pflanzlichen Möglichkeiten ausschöpfen, die den Körper fit und jung halten. Die Traditionelle Chinesische Medizin greift hier wirkungsvoll auf Jahrhunderte alte Erfahrungen zurück. Erfolgreich alt werden, heißt schließlich, das Leben in seinen Zyklen und Spannungsbögen zu verstehen, Einstellungen zu verändern, das Prinzip der Askese wieder zu entdecken und es zu leben, weil es ganz neue Glückserfahrungen selbst im Alter noch ermöglicht. Verzichten auf das Überangebot an materiellen Dingen, auf Konsumieren in jeder Hinsicht, ist eine Erfahrung, die Menschen aus unterschiedlichen Kulturen bewusst suchen. Das „einfache Leben" könnte auch uns neue Impulse und Erfüllung geben.

Was unsere Lebensenergie schwächt

Nach der Lehre der Traditionellen Chinesischen Medizin kommt jeder Mensch mit einem bestimmten Vorrat an Lebensenergie Chi zur Welt. Chi oder Qi bedeutet Luft, Atem oder auch Hauch. Das entspricht dem Prana aus dem Sanskrit oder dem Pneuma der Griechen. Ein Drittel der Lebensenergie ist uns mit auf den Weg gegeben. Ein weiteres Drittel nehmen wir mit der täglichen Nahrung auf. Das restliche Drittel wird durch die Lebensumstände bestimmt, unter denen wir leben: das Klima, die Arbeit, Schadstoffeinflüsse, die Art, wie wir denken – alle diese Faktoren entscheiden über Dauer und Qualität eines menschlichen Lebens. Gesund ist der Mensch, solange er über genügend Lebensenergie verfügt und diese Energie ausgeglichen fließt. Krankheit bedeutet ein Nachlassen, Stauen oder Stocken der Lebensenergie.

Die Energie Chi fließt zwischen den beiden Lebenspolen Yin und Yang. Yin wird als weiblich empfunden, als dunkel, hingebend, kalt, dem Mond und der Erde zugeordnet. Yang gilt als männlich, hell, stark, warm, der Sonne und dem Feuer zugeordnet.

Stress erschöpft die Lebensenergie vorzeitig. Das Leben in der modernen westlichen Industriegesellschaft ist für die meisten Menschen von Hektik und Stress geprägt. Schon vor Jahrzehnten hat der britische Professor Hans Selye herausgefunden, dass Stress die Lebensenergie vorzeitig erschöpft. Stress, etwa durch Wärmeverlust, durch Unruhe jeder Art oder durch zu dichtes Zusammenleben auf engem Raum, versetzt den Organismus in fortgesetzten Alarmzustand. Der Körper reagiert. Er schüttet zunächst einmal mehr Stresshormone aus, um den Stresszustand auszugleichen. Dauert der Stresszustand aber über einen längeren Zeitraum an, so ist der Körper dieser Belastung irgendwann nicht mehr gewachsen. Er reagiert mit Erschöpfung. Die Abwehrkräfte des Organismus lassen nach. Chronische Krankheiten treten auf. Sie verkürzen die Lebensdauer entscheidend.

Hilfen, um die Lebensenergie zu stärken

Zu glauben, wir könnten den negativen Einflüssen unserer Zivilisation entkommen, ist eine Illusion. Elektrosmog, Abgase und Umweltgifte sind um uns. Wir können uns ihnen nur in sehr begrenztem Umfang entziehen. Den geringen Spielraum, der uns bleibt, sollten wir jedoch nutzen – und dem eigenen Körper alle Chancen geben, mit den Schadstoffeinflüssen besser fertig zu werden. Die chinesische Medizin bietet sehr wirksame pflanzliche Hilfen zur Entgiftung des Organismus. Sie werden in den folgenden Kapiteln dieses Buchs näher beschrieben.

Nicht alle Menschen empfinden Stress in gleicher Weise. Was für den einen anregend erscheint, ist für den anderen schon eine bedrohliche Belastung. Dass das Leben in unserer Gesellschaft zunehmend von Stress und Hektik bestimmt ist, darauf können wir nur in sehr begrenztem Umfang Einfluss nehmen. Aber wir können unsere persönliche Einstellung zu solchen Einflüssen ändern. Wir sind unserem Fühlen und Denken nicht hilflos ausgesetzt. Je mehr Freude beispielsweise unser Leben bestimmt, um so besser kann sich unsere Lebensenergie entfalten. Freude ist Lebensenergie. Sie teilt sich unserem ganzen Organismus mit, bis in die Körperzellen hinein. Wenn Sie sich freuen, werden Sie nicht so leicht krank – das ist nachgewiesen.

Krankheit hat nur dann eine Chance, wenn unsere Lebensenergie erschöpft ist. Oder anders ausgedrückt: Je stärker unsere Lebensenergie ist, um so mehr Abwehrkraft gegen Krankheiten aller Art haben wir. Krankheiten lassen sich am einfachsten bekämpfen, indem wir unsere Lebensenergie stärken.

Die Taoisten im alten China waren Menschen, die sich das Erreichen eines langen und gesunden Lebens zum Ziel gesetzt hatten. Sie waren Meister auf dem Gebiet der Langlebigkeit. Um ihr Ziel zu erreichen, entwickelten sie hochkultivierte Methoden, negativen Stress zu vermindern und ihre Lebenskraft Chi zu stärken. Atemübungen, bestimmte sexuelle Praktiken, Nahrungsvorschriften, Kräuter, Körperübungen, Meditation und vor allem das Streben nach Seelenruhe waren ihre wichtigsten Grundlagen. Wir können sie noch immer für uns nutzen.

Ist unsere Lebensenergie durch chronischen Stress bereits geschwächt oder aus dem Gleichgewicht gebracht, so können uns aber auch bewährte Pflanzenmittel aus der chinesischen Medizin helfen, das energetische Gleichgewicht wieder herzustellen. Die hier beschriebenen Pflanzen Ling Zhi, Jiaogulan und Ginseng gelten als königliche Heilmittel, weil sie eben nicht nur gegen bestimmte Krankheiten gezielt einsetzbar sind, sondern allgemein die Lebenskraft und damit die Abwehrfähigkeit gegen jede Art von Krankheit stärken.

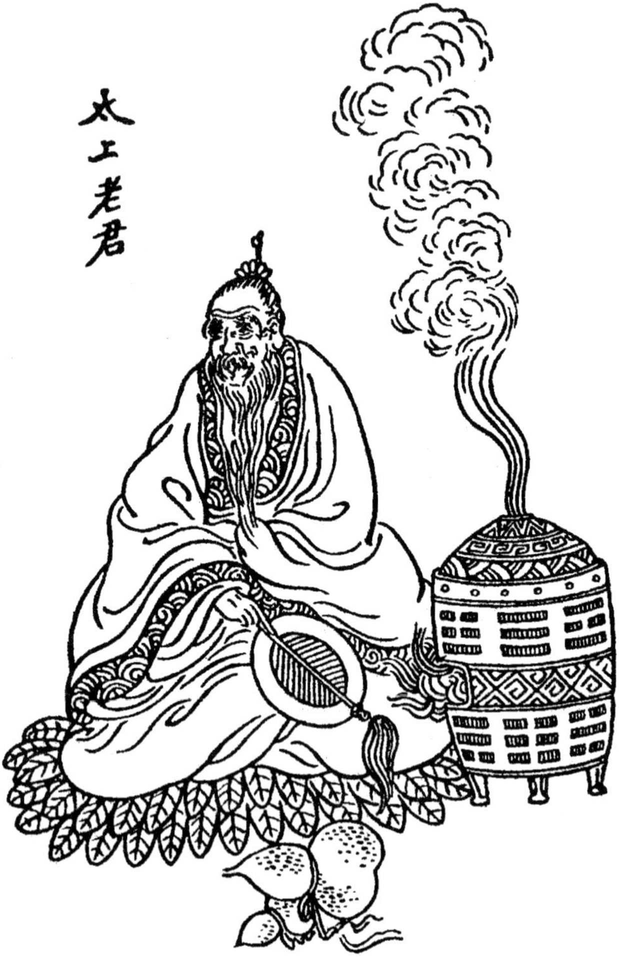

Abb. 1: Lao Tse, vor ihm zwei Kürbisflaschen, gefüllt mit Unsterblichkeitspillen (nach einem alten chinesischen Holzschnitt)

Die Immunreaktion, die unseren Körper gesund erhält, ist ein sehr kompliziertes Geschehen. Zu ihm gehört die Tätigkeit der verschiedenartigen Immunzellen, der Makrophagen ebenso wie der Leukozyten und Lymphozyten. Dazu gehören aber auch hormonelle Reaktionen, Schwankungen der Körpertemperatur und psychische ebenso wie geistige Faktoren.

Der menschliche Körper wird manchmal mit einer Festung verglichen, die gelegentlich unter Beschuss gerät. Feinde, Stress, Umweltverschmutzung, ansteckende Krankheiten – sie alle bedrohen Ihre Existenz. Aber die Burg hat ein gut ausgebautes Verteidigungssystem, das aus mehreren Schutzwällen und wehrhaften Verteidigungstruppen, den Immunzellen, besteht. Ihnen allen leisten Heilkräuter wertvolle Hilfe. Ganz besonders stark für die Abwehr sind die hier beschriebenen drei Adaptogene aus der chinesischen Heilkunst: Ling Zhi, Jiaogulan und Ginseng.

Lebenskraft durch heilende Pflanzen

Wir könnten uralt werden, wenn es nicht die Krankheiten gäbe, die unsere Lebenskraft schwächen und unser Leben vorzeitig beenden.

Bei den Indianern Nordamerikas gibt es einen Mythos, den eine Generation der nächsten weitererzählte, durch viele Jahrhunderte hindurch; eine Geschichte, die erklärt, wie die Krankheiten zu den Menschen kamen:

Einstmals, in uralten Zeiten, gab es nämlich weder Hunger noch Krankheit. Die Tiergeister schenkten den Jägern genug Wild. Die Frauen sammelten Wurzeln, Beeren und Nüsse. Und die Menschen lebten glücklich. Doch irgendwann begannen sie damit, mehr Tiere zu jagen, als sie brauchten. Sie schlachteten ganze Herden ab. Kleine Tiere, Käfer und Ameisen zertrampelten sie einfach. Die Menschen wurden achtlos und undankbar. Sie nahmen sich nicht mehr die Zeit, mit den Tieren zu reden oder sie gar freundlich zu grüßen.

Da versammelten sich alle Tiere in einer Höhle tief im Berg, um zu beratschlagen. Denn so konnte es nicht weitergehen. Den Vorsitz im Rat der Tiere übernahm der Weiße Bär.

Die Tiere forderten, die Menschen zu bestrafen. Aber weil keins von ihnen mit Pfeil und Bogen und mit dem Kriegsbeil umzugehen wusste, entschieden sie sich für Zauberei. Die Hirsche wollten den Jägern, die sich für das erlegte Wild nicht bedankten, Rheuma in die Glieder zaubern. Die Schlangen und Lurche beabsichtigten, den Menschen Alpträume zu schicken. Die Vögel hatten die Idee, die Menschen in den Wahnsinn zu treiben. Der Specht trat dafür ein, den Übeltätern pochende Kopfschmerzen zu schicken. Und die Käfer und Insekten, die am meisten unter den Menschen gelitten hatten, dachten sich so schreckliche Seuchen aus, dass die ganze Menschheit vom Erdboden verschwinden würde.

Damit waren aber die anderen Mitglieder des Tierrates nicht einverstanden. Deshalb mussten die Insekten, deren Anführer ein Madenwurm war, ihren Entschluss zurücknehmen.

Glücklicherweise waren die Pflanzen den Menschen wohl gesonnen. Sie freuten sich, wenn die Menschen ihre Blüten bewunderten, wenn ihnen ihre Beeren schmeckten und wenn sie für die Bäume Lieder sangen. So einigten sie sich, den Menschen zu helfen. Sie würden ihnen Heilmittel gegen die Krankheiten geben. Nur eins war dazu notwendig: Die Menschen mussten zu den Pfanzen kommen und sie nach ihrer Wirkkraft befragen. Sie mussten ihre Medizinleute, die mit den Pflanzen reden konnten, zu ihnen schicken, wenn sie ihre Hilfe wirklich in Anspruch nehmen wollten.[2]

Nicht nur bei den Indianern, sondern auch in China haben Menschen sich seit jeher darauf verstanden, mit den Pflanzen zu sprechen. Und die Pflanzen verrieten ihnen ihr Geheimnis, wie sie Krankheiten heilen können. Bei uns setzte man statt dessen auf die Kraft der Chemie. Erst jetzt erkennt man, dass dieser Weg vielleicht nicht der einzig richtige war. Denn mit Chemie ließen sich zwar Krankheiten austreiben. Doch man handelte sich nur andere, immer neue dafür ein und wurde am Ende kranker statt gesünder.

So beschlossen die Menschen im Westen, man könnte doch, wenigstens probeweise, wieder auf die Stimme der Pflanzen hören. Immerhin gab es

2 Nach Storl 2008, 9-10

ja noch ein paar Menschen, die imstande waren, die Stimme der Pflanzen zu hören und zu verstehen …

Die westliche Kultur braucht Pflanzenmedizin

Die Traditionelle Chinesische Medizin nutzte konsequent seit jeher die Kraft der Pflanzen neben der Akupunktur und der Moxibustion und inzwischen auch neben der modernen High-Tec-Medizin als Heilmethode. Im Westen dagegen wandte man sich zeitweise von der Pflanzenheilkunst ab.

Diese Abkehr fing an, als christliche Missionare damit begannen, die Welt zu bekehren. Durch sie geriet die Kräuterkunde in Verruf. Denn heidnische Priester und Schamanen wandten sie an – oftmals mit beachtlichem Erfolg: Teufelswerk in den Augen der Missionare, das sie verboten und auszurotten versuchten. Doch das Volk lief weiter zu den Kräuterhexen. So konnte die Kirche nicht anders, als den Kräutergebrauch wieder zuzulassen. Aber nur in der Bibel erwähnte Pflanzen und solche aus Ländern, in denen die Apostel gewirkt hatten, bekamen ihren Platz in den Gärten der Klöster. Viele der wirklichen Kräuterkenner verbrannte die Inquisition auf dem Scheiterhaufen. Unschätzbar wertvolles Erfahrungswissen ging so verloren.

In der Zeit der Aufklärung, welche die Rationalität zum Maßstab aller Dinge erhob, geriet das schlichte Kräuterwissen, soweit es überlebt hatte, erneut in Bedrängnis. Eine „aufgeklärte" Medizin bevorzugte chemische Mittel. Hatten nicht die pflanzlichen Mittel bei der Bekämpfung der grassierenden Seuche Syphilis versagt – im Gegensatz zum Quecksilber? Das Wenige an altem Kräuterwissen, das die Verfolgung und Ächtungen überstand, fand jetzt groteskerweise Schutz bei Kirchenleuten, Nonnen und Kräuterpfarrern im Kampf gegen den Kahlschlag der Aufklärung. Je mehr sich die Zivilisation von der Natur entfernte, um so stärker gerieten die Kräuter auch bei den Ärzten in Vergessenheit. Dabei waren gerade Ärzte aus den verschiedensten Ländern und Kulturen seit der Antike berühmte Kräuterheiler gewesen.

Schon Paracelsus beklagte, dass die Ärzte sich nicht mehr von der

Weisheit der Natur leiten ließen. Ohne Erfolg: Kräuterweiber und Wurzelschneider, denen er selbst viel Wissen verdankte, gerieten bei seinen Ärztekollegen in Verruf. Man diffamierte sie als lästige Konkurrenten, denen es galt, das schändliche Handwerk zu legen, notfalls mit juristischen Mitteln. So nahm man im Laufe des 18. und 19. Jahrhunderts zum Beispiel in Thüringen immer wieder Medikamentenhändler fest, verabreichte ihnen Stockhiebe und beschlagnahmte ihre Kräuter und Tinkturen. Als rechtliche Grundlage diente dabei die sächsische Medizinal- und Apothekerordnung aus dem Jahre 1673. Ihr Anliegen war, den Kräutersammlern und Buckelapothekern ihr Handwerk zu verbieten.[3]

Ganz viel hat sich an der Situation bis heute nicht geändert. Der britische *Medical Act* von 1968 lässt Kräuterpräparate nur zu, wenn sie klinisch getestet und neu lizensiert werden. Man forderte experimentelle Wirksamkeitsnachweise, die Millionenbeträge kosten und fünf und sieben Jahre dauern würden – Bedingungen, die sich kleinere Kräuterfirmen einfach nicht leisten können.

Ähnlich stellte die FDA (Food and Drugs Administration) in den USA viele bewährte Heilkräuter unter Acht und Bann. Noch 1988 kennzeichnete das deutsche Bundesgesundheitsamt altbewährte Heilkräuter wie Huflattich, Pestwurz, Beinwell, Angelika und andere als gefährlich und sogar karzinogen. Ratten hätten beim Verzehr von Huflattichblättern Leberkrebs bekommen. Allerdings hatte man den Versuchstieren eine viele tausendmal höhere als die übliche therapeutische Dosis zugemutet.[4] Sie entsprach, auf menschliche Verhältnisse übertragen, dem Verzehr von vier Drogeriepackungen Hufflatich pro Tag. Ratten selbst würden sich solche Quälerei sicherlich nicht antun, auch Menschen kaum, solange sie noch über einen Rest von Verstand im Kopf verfügen.

Angesichts der schweren Krise, in der die Medizin heute bei uns steckt, wäre es sicherlich besser, die Diskussion wieder auf ein sachliches Maß zurückzuholen, sich auf bewährte Heilertraditionen zu besinnen und Heilkräuter wieder stärker zu nutzen. Nach Schätzung des US-Mediziners

3 Storl 2008, 38
4 Weiß 1991, 261

Andrew Weil, Forscher in Harvard und Medizindozent an der University of Arizona, könnten 60 Prozent aller Leiden besser mit Kräutern als mit anderen Mitteln erfolgreich behandelt werden. Bei entsprechender Vorsorge wäre dieser Prozentsatz noch höher anzusetzen.[5]

Erste Anzeichen eines Umdenkens sind bereits zu spüren. Viele Menschen wollen mit Kräutern behandelt werden. Nur haben die Ärzte leider auf keiner Universität gelernt, wie man Kräuter anwendet. An Deutschlands Universitäten entstehen gerade erste Lehrstühle für Pflanzenheilkunde (in Hamburg und Heidelberg). Studenten lernen dort die alte Pflanzenheilkunst nicht nur in Labors und Hörsälen kennen, sondern auch auf Gängen durch blühende Kräuterwiesen: Ein bescheidener Anfang, doch ein Schritt in die richtige Richtung!

Notwendige Veränderungen

Das Wissen um die Heilwirkung der Pflanzen brauchen professionelle Heiler und Laien aus vielerlei Gründen so notwendig:

- Der dringendste Grund ist die Kostensenkung. Denn unser gegenwärtiges Gesundheitssystem ist nicht mehr bezahlbar. Heilmittel müssen unserem Organismus biologisch besser entsprechen. Als Heilerfolg genügt nicht, wenn ein Krankheitssymptom behoben wird, dafür aber andere Symptome neu hinzu kommen und der Zustand des Patienten sich insgesamt verschlechtert.
- Die Patienten brauchen mehr Selbstverantwortlichkeit. Dem mündigen Patienten darf man ruhig zutrauen, dass er Bagatellleiden wie Erkältungen, kleine Schnittverletzungen oder einen verstauchten Zeh erst einmal selbst zu Hause mit pflanzlichen Mitteln behandeln kann. Das würde die Ärzte entlasten. Sie könnten ihre Kraft auf wichtige Aufgaben konzentrieren, die ihr spezielles Können und Wissen erfordern.
- Grundkenntnisse über Gesundheit, gesunde Lebensführung und Kräuterheilwissen sollten stärker in den Schulen gelehrt werden.

5 Storl 2008, 40

- Wirksame Sicherungsmaßnahmen gegen Missbrauch und Scharlatane werden gebraucht, doch mit Augenmaß und ohne „Futterneid“ als bestimmendes Motiv.
- Ein geeigneter Kriterienkatalog müsste ermöglichen, dass individuelle Anwendungen wie die Homöopathie und Kräuter aus der Erfahrungsmedizin faire Chancen in der Behandlung erhalten, selbst wenn ein wissenschaftlich-experimenteller Wirksamkeitsnachweis augenblicklich noch nicht möglich ist.
- Heilung ist mehr als nur ein körperlicher Reparaturprozess. Sie ist mit geistig-seelischer Entwicklung verbunden. Sie braucht Raum für eine Neuorientierung. Hierbei können pflanzliche Heilmittel wertvolle Hilfen sein.

Die richtigen Pflanzen finden

Wie aber findet man heraus, welche Pflanze bei welcher Krankheit hilft? – Ein gutes Kräuterbuch befragen, ist eine Lösung, wahrscheinlich die einfachste. Gibt es aber noch andere Wege, die zur richtigen Heilpflanze führen, individuellere vielleicht? Was für den einen gut ist, muss ja dem anderen noch längst nicht helfen. In der Homöopathie kennt man so genannte Persönlichkeitsmittel, die speziell für diesen Menschen passen und nicht allgemein gegen bestimmte Krankheitssymptome.

Sagen und Legenden berichten, dass Menschen in gesundheitlichen Notsituationen von einer bestimmten Pflanze geträumt haben, auch wo sie sie finden würden. Meist ging solchen Träumen die intensive Bitte oder das Gebet um Hilfe voraus. Der Traum brachte dann die Problemlösung.

Intuition scheint beim Finden der richtigen Heilpflanze eine wichtige Rolle zu spielen. Sie ist uns zwar nicht mehr in der gleichen Weise verfügbar wie unseren Urahnen. Doch sie lässt sich wieder lernen, wie wir noch sehen werden.

Fest steht: Schon in grauer Vorzeit nutzten die Menschen die Heilkraft von Pflanzen. In Ägypten sind Papyrus-Schriften aus dem Jahre 2400 v.

Chr. erhalten. Darauf schrieben die Priester eine lange Liste aller Heilpflanzen, die im Kräutergarten des Tempelkomplexes Edfu wuchsen.[6] Aus dem 3. Jahrtausend vor Christi existieren Tontafeln mit den Namen verschiedener Heilpflanzen. Ein sumerischer Arzt, der bereits mit diesen Pflanzen arbeitete, ritzte sie ein.

Alles deutet darauf hin, dass selbst die Steinzeitmenschen heilende Kräuter nutzten. Im Irak fanden Forscher in einer Höhle in Shanidar ein rund 65 000 Jahre altes Grab, in dem vier Menschen bestattet waren: ein Mann, zwei Frauen und ein Säugling – eindeutig Neandertaler. Pollenanalysen ergaben, dass die Toten auf Büschel blühender Heilkräuter gebettet wurden. Unter den insgesamt 28 Pflanzenarten fand man Schafgarbe, die bis heute als Wundkraut eine Rolle spielt. Sie wird bis heute im Irak äußerlich gegen Stechinsekten und innerlich bei Darmerkrankungen angewandt. Auch verschiedene Greiskräuter (Senecio) fand man in der Höhle. Sie kommen bei Verdauungsstörungen in Frage und stillen innere Blutungen. Ebenso muss Beifuß (Artemisia) über den Boden verstreut ausgelegt gewesen sein. Er gilt als wichtiges Frauen- und Geburtskraut.

Selbst Tiere nutzen heilende Pflanzen

Selbst von Tieren ist bekannt, dass sie instinktiv Heilpflanzen nutzen, wenn sie krank werden. Verletzte Gemsen wälzen sich auf dem Alpenwegerich, der Blut stillend, wundheilend und entzündungshemmend wirkt. Wölfe mit Darmstörungen fressen Brennesseln, bis sie sich übergeben. Leberkranke Schafe verschlingen gierig die Blätter des Boldostrauches (Peumus boldus). Die Pflanze enthält wichtige Wirkstoffe gegen Leberstörungen. Schimpansen schälen die Stängel des Bitterblattes (Veronia amagdalia) und saugen daran, wenn sie von Darmparasiten befallen werden. Normalerweise meiden sie diese Pflanze. Die bekannte Primatenforscherin Jane Goodall entdeckte eine regelrechte „Kräutersammlerkultur“ bei wild lebenden Schimpansen. Einige Tiere würgten die Blätter einer Pflanze (Aspilia) herunter, die ihnen offensichtlich überhaupt nicht

6 Ebers Papyrus, 2400 v. Chr.

schmeckte. Diese Pflanze enthält ein stark wirkendes Antibiotikum aus schwefelhaltigem Öl (Thiarubin-A).[7]

Königsmittel aus der chinesischen Heilkunst

Dieses Buch gibt eine genaue Beschreibung der drei wichtigsten Königsmittel für ein langes Leben. Alle drei stammen aus der Traditionellen Chinesischen Medizin: Ling Zhi, Jiaogulan und Ginseng. Zugleich erhalten Sie einen Überblick über die Forschungsergebnisse, die zu diesen drei bedeutenden Pflanzenmitteln vorliegen, und eine Darstellung ihrer heilenden Wirkung. Teilweise ähneln sich diese Wirkungen. Andererseits gibt es zwischen allen drei Mitteln so grundlegende Wirkungsunterschiede, dass ein getrenntes Beschreiben aller drei Pflanzenmittel notwendig erscheint. Da lässt sich nichts zusammenfassen, bündeln und verkürzen. Am Ende werden Sie selbst imstande sein, zu entscheiden, welches das für Sie persönlich am besten geeignete Mittel ist.

Das Buch gibt Ihnen Hilfen auf unterschiedlichen Wegen: Zunächst durch Sachinformationen als Grundlage für jede Entscheidung. Außerdem finden Sie auch Hilfen zur Stärkung Ihrer intuitiven Fähigkeit. Sie ist manchmal wertvoller noch als alle Sachinformation. Schließlich finden Sie am Ende dieses Buches ein Verzeichnis, in dem Sie nachschlagen können, welches Mittel sich bei welchen Gesundheitsproblemen bewährt hat.

Manche Menschen probieren alle drei Mittel nacheinander zunächst einmal jeweils einen Monat lang aus und entscheiden sich dann für das Mittel, das ihnen persönlich am besten wirksam scheint. Andere wieder nehmen gleichzeitig zwei oder gar alle drei Königsmittel ein. Schaden kann man damit nicht anrichten. Auch spricht nichts gegen eine kurmäßige Anwendung über längere Zeit oder gegen eine Dauereinnahme. So schützt man sich am besten gegen Alterserscheinungen und beugt zugleich gegen Erkrankungen vor.

7 Storl 2008, 34, 35

Adaptogene wirken anders als Pharma-Mittel

Ling Zhi, Jiaogulan und Ginseng – bei allen Unterschieden zeichnet sie eine Gemeinsamkeit aus: Alle drei sind Adaptogene.

Adaptogen wirkende Mittel helfen dem Organismus, negativen Einflüssen besser zu begegnen, indem er sich auf veränderte Umstände einstellt, sich ihnen leichter und wirkungsvoller anpasst. Ein Adaptogen ist eine Substanz, die das natürliche Gleichgewicht der inneren Körperprozesse wieder herstellt, wo es gestört ist. Deshalb kann ein und dasselbe Mittel bei verschiedenen Menschen auf unterschiedliche Weise wirken. Bei einer Überreizung des Nervensystems wirken Adaptogene beispielsweise beruhigend, bei zu geringer Antriebskraft dagegen belebend. Sie können bei einer Unterfunktion bestimmter Organe oder Hormonsysteme ebenso wirksam sein wie bei einer Überfunktion.

Nebenwirkungen

Nebenwirkungen? Fehlanzeige. Sie sind bei allen drei hier beschriebenen Königsmitteln aus der chinesischen Medizin nicht bekannt.

In seltenen Fällen können zu Beginn der Einnahme, wie bei anderen Naturheilverfahren, sogenannte Erstverschlimmerungen auftreten. Sie erklären sich dadurch, dass es zu einem Reinigungsprozess im Körper kommt. Dabei können alte chronische Beschwerden sich wieder melden. Auch kann es vorübergehend zu Kopfschmerzen, unangenehm riechendem Schwitzen oder leichteren Durchfällen kommen. Solche Erscheinungen sind unbedenklich und verschwinden im Allgemeinen bald wieder. Nähere Hinweise finden Sie bei den einzelnen Mitteln angegeben.

Vereinzelt gibt es in der Literatur Hinweise darauf, dass Ginseng bei Bluthochdruckpatienten zu einer Erhöhung der Blutdruckwerte führen kann. Andere wissenschaftliche Untersuchungen berichten dagegen über eine Blutdruck senkende Wirkung von Ginseng. Dieser Widerspruch klärt sich auf, wenn man bedenkt, dass die Ursachen für Bluthochdruck-Erkrankungen sehr unterschiedlicher Art sein können. Bis heute sind sie nicht bis ins Letzte bekannt. Manchmal spielen eher genetisch-typmäßige Faktoren bei der Entstehung des Bluthochdrucks eine Rolle. Doch auch psychische Faktoren und Fragen der Lebensführung sind bei dieser Erkrankung entscheidend. Bei dieser Ursachenvielfalt ist durchaus denkbar, dass Ginseng je nach Art der Bluthochdruckerkrankung zu unterschiedlichen Ergebnissen führt. Wenn bei Ihnen eine Blutdruck-Erkrankung vorliegt, sollten Sie während der Ginsengeinnahme vorsichtshalber Ihren Blutdruck durch Messungen kontrollieren bzw. durch einen Arzt kontrollieren lassen.

Meditativer Umgang mit heilenden Pflanzen

Auf meditativem Wege gelingt es oft besonders gut, herauszufinden, welche Pflanze die für einen Kranken am besten geeignete Heilwirkung bereitstellen kann.

Die Pflanzenschamanen der Naturvölker überall in der Welt entwickelten ureigene Methoden, mit den Pflanzen in Kontakt zu treten und auf diese Weise mehr über ihre ganz spezielle Heilkraft zu erfahren. Sie setzten sich vor die Pflanze und begaben sich in einen meditativen Zustand. Das geschah manchmal, aber keineswegs überall, mit Hilfe halluzinogener Drogen. Jedenfalls verstanden es die Schamanen, sich vollkommen auf diese Pflanze einzulassen, die sie als Lebewesen erkannten und behandelten. Sie sprachen mit den Pflanzen, feierten bestimmte Rituale ihnen zu Ehren und baten sie, ihnen das Geheimnis ihrer Heilwirkung zu offenbaren. Manchmal erfuhren sie es auf direktem Wege, manchmal im Traum oder im Trancezustand.

Der Patient sollte das Recht und die Zeit haben, während des Krankseins Heilkräfte aus den Tiefen seines Wesens zu mobilisieren. Krankheit ist ein Stirb-und-werde-Prozess, eine Art schamanische Reise, die geistige Reifung, Vertiefung und Neuorientierung beeinhaltet. Als Begleiter auf dieser Reise sind die Heilkräuter bestens geeignet.

Dr. Wolf Dieter Storl, Ethnobiologe

Wir modernen Menschen haben die Fähigkeit, mit den Pflanzen in Direktkontakt zu treten, zwar weitgehend verloren. Aber sie ist noch immer in uns. Wir können sie wieder lernen, indem wir sie praktizieren. Dafür braucht es nur ein wenig Geduld. Was hindert uns eigentlich, wenn wir die Technik der Meditation beherrschen, uns zu einer Pflanze zu setzen und in der Meditation Kontakt zu ihr aufzunehmen? Die nachfolgend wiedergegebenen Pflanzen-Heilsprüche können uns eine Hilfe dabei sein.

Selbstverständlich ist es ebenso gut möglich, sich mit eigenen, spontan empfundenen Worten an eine Pflanze zu wenden, um sie zu heilender Mitarbeit zu gewinnen. Welche Pflanze man sich hierfür auswählt, hängt nicht allein von den Empfehlungen und dem Wissen der Experten ab, sondern wichtig ist, auch auf die eigene Intuition zu achten: Von welcher Pflanze fühle ich mich besonders angezogen? Welche spricht mich in auffallender Weise an? Oder welche Pflanze begegnet mir in auffallender Weise immer wieder?

Sie können sich auch in der Meditation die heilende Kraft der Pflanze als Bild vorstellen oder ein Helferwesen herbeirufen, das Ihnen die Pflanzenkraft verrät, die für Sie genau die richtige ist. Probieren Sie es! Setzen Sie sich zu Ihrer Jiaogulanpflanze, zum Beispiel, sprechen Sie mit ihr, bitten Sie sie, Ihnen von ihrer Heilkraft zu geben! Wählen Sie hierfür eigene Worte oder eine der nachfolgend wiedergegebenen Beschwörungen!

Überlieferte Pflanzen-Heilsprüche

Bei fast allen Naturvölkern gab es die Gewohnheit, in Ritualen und Beschwörungen mit den Pflanzen zu sprechen, um auf diese Weise ihre Heilkraft für kranke Menschen zu gewinnen.

Man opferte den Pflanzen und wandte sich ihnen mit feierlichen Sprüchen und Liedern zu. Sie sind aus den verschiedensten Kulturkreisen überliefert, von den Indianern Nordamerikas bis hin zum östlichen Ayurveda. Die Kraft ritueller Verse und Lieder können wir noch immer nutzen. Hier sind einige Beispiele:[8]

---

8 Johnston 1992, 108; Storl 2008, 55, 56

Deine Faser ist weich,
Deine Säfte sind reich;
Lass uns die Schwachen
Wohl und stark machen.

*

Dein Geist, mein Geist,
Mögen sie sich vereinigen und
Einen Geist des Heilens bilden.
Du hast Schönheit geschenkt,
Jetzt schenke Gesundheit!

*

Mit eurer Macht, ihr Mächtigen,
mit der Macht und Kraft, die ihr besitzt,
damit möget ihr Pflanzen diesen Menschen
von seiner Krankheit erretten.

*

Zeig nun, liebes Kräutlein,
die Kraft, die Gott dir gegeben hat!

*

Ihr Pflanzen, Behälter des Lichts,
entstanden drei Zeitalter vor den Göttern,
ehren will ich euch Vielfarbige,
euch mit den siebenhundert Eigenschaften.

Rig-Veda X, 97, 1

Kapitel 2

Ling Zhi – König der Heilpilze

Ling Zhi in der chinesischen Heilkunst

An allererster Rangstelle der chinesischen Heilmittel für ein langes Leben steht seit alter Zeit ein Pilz: Ling Zhi. Er gilt als König der Heilpilze und steht in der Wertschätzung noch vor der Ginsengwurzel. Und das will etwas heißen. Denn sie ist hoch geachtet.

Taoistische Einsiedler verehrten Ling Zhi seit Jahrhunderten als göttlichen „Pilz der Unsterblichkeit." Man nannte ihn auch „Pilz der Weisen", „Pflanze der Unsterblichkeit", „Pilz des langen Lebens", „Zehntausend-Jahre-Pilz", „Kraut spiritueller Kraft" oder schlicht und einfach „Wundersamer Pilz".

In Japan heißt er „Reishi". Die internationalen Wissenschafter gaben ihm den offiziellen Namen *Ganoderma lucidum*. Manche Experten nannten ihn „Phantom-Pilz", weil ihn nur wenige Menschen je in der Natur gesehen haben. Aber es gibt ihn, auch in unseren Breiten. Bei uns heißt er *Glänzender Lackporling*. Er wächst an Baumstämmen. Fast alle in

Japan wild gesammelten Ling Zhi Pilze fand man übrigens auf sehr alten Pflaumenbäumen. Da er sehr selten vorkam, blieb sein Genuss dem Kaiser und den Vornehmen des Landes vorbehalten. In einem alten Kräuterbuch aus China heißt es: Wer den Ling Zhi „über lange Zeit zu sich nimmt, wird sich über eine wunderbare Gesundheit ebenso erfreuen wie über die Langlebigkeit eines Gottes, die er erreicht.“[9]
Pilze üben immer schon eine seltsame Faszination auf die Menschen aus. Ihre Vorliebe für dunkle, verborgene Orte, an denen sie oft in so genannten „Hexenringen“ wachsen, ihr bizarres Aussehen, so völlig anders als die anderen Pflanzen, ihr herber Duft – das alles umgab sie mit Geheimnisvollem, auch Furchterregendem. Angst und Faszination wohnen in den Menschen oft nahe beieinander.

In Wahrheit sind regelrechte Giftpilze eher selten. Ebenso echte Heilpilze. Doch schon Hildegard von Bingen (1098–1179) kannte und beschrieb die therapeutischen Wirkungen von Pilzen: „Die auf lebenden und gefällten Bäumen wachsenden Pilze sind ziemlich geeignet für den Genuss und bisweilen auch für die Medizin.“[10]

Ein wirklich hoch kultivierter Umgang mit heilenden Pilzen hat sich jedoch nur in den östlichen Ländern, in Japan und China, entwickeln können. Ling Zhi und Ginseng nehmen bei ihnen eine zentrale Stelle ein. Beide gehören zu den besonders wirksamen Pflanzen. Von ihnen heißt es im ältesten Kräuterbuch Chinas, dem „Shen Nung Pen T'sao Ching“:

„Von der oberen Klasse der Heilmittel gibt es einhundertzwanzig Arten, deren Aufgabe ist es, wie Könige zu herrschen. Sie erhalten die menschliche Natur und gleichen dem Himmel. Sie sind nicht giftig, ganz egal, in welcher Menge und Dauer sie auch genommen werden. Willst du deinem Körper Erleichterung verschaffen und deine Kräfte stärken, und willst du lange leben ohne zu altern, so nutze diese Mittel!“[11]

9 Yongkang 1997, 53
10 Böttcher 1959, 159
11 Kirchdorfer 1981, 36 ff.

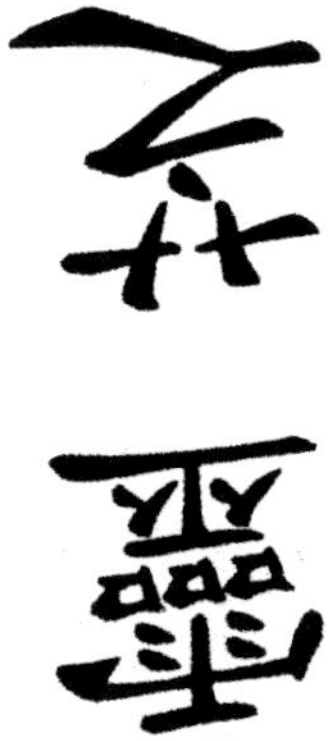

Abb 2: Das Schriftzeichen „Ling Zhi"

Ling Zhi: ein Lebenskraftpaket

Wie ist das möglich? Ein Pilz aus China – getrocknet, geschrotet, zermahlen – seine Kraft nutzen die Menschen seit alter Zeit gegen Bronchitis, Bronchial-Asthma, gegen Leberprobleme ebenso wie gegen typische Altersbeschwerden, Arthritis, Bluthochdruck, Arterienverkalkung und Wechseljahrsbeschwerden.

Aber am eindrucksvollsten an diesem Pilz ist: Er hilft, gesund zu bleiben, nicht erst krank zu werden. In der Vorsorgemedizin liegt in der Zukunft sehr wahrscheinlich seine bedeutendste Aufgabe. Trotz immer mehr Stress in Beruf und Alltag dennoch nicht vorzeitig zu verschleißen, den hohen Anforderungen, die das Leben in unserer Zeit an die Menschen stellt, auch in fortgeschrittenem Alter gewachsen zu sein, Vitalität und Fitness zu steigern, unser Herz stark gegen Stress jeder Art, das

Immunsystem abwehrfähig und einsatzbereit zu halten – das alles kann uns helfen, gesund ein hohes Alter zu erreichen. Wenn wir gesund sind, dann bereitet das Leben Freude. Wir sind dem Stress und Verschleiß nicht hilflos ausgesetzt. Wir können uns selbst mit Kraft aus der Natur versorgen. Der Pilz des langen Lebens enthält reichlich davon. Wir brauchen sie nur zu nutzen.

Wogegen hilft Ling Zhi?

Ling Zhi wirkt anregend, entgiftend, herzstärkend. Er wirkt ausgleichend bei nervlichen und hormonellen Überreaktionen und anregend bei den entsprechenden Unterreaktionen (Adaptogen). Er stärkt die Immunabwehr ebenso wie die körperliche, geistige und psychische Leistungsfähigkeit.

In Japan galt der sagenumwobene Pilz als das Kostbarste, was einem im Leben begegnen konnte. In China findet er sich aus diesem Grunde seit dem 13. Jahrhundert als beliebtes Motiv auf unzähligen Bildern, Ornamenten, Jadeschnitzereien und Schmuckstücken. Über Ling Zhi Pilze heißt es in den alten Kräuterbüchern Asiens: „Wenn du sie regelmäßig isst, werden sie den gesamten Körper erfrischen und gesund halten. Sie verlangsamen den Prozess des Alterns, und du wirst den legendären Zauberern ähneln!“[12]

Im einzelnen setzt man Ling Zhi bei folgenden Gesundheitsproblemen erfolgreich ein:

- Akne, Hautprobleme
- Allergien unterschiedlichster Art
- Altersbeschwerden
- Angina pectoris
- Angstzustände
- Appetitlosigkeit
- Arterienverkalkung

12 zitiert nach Schulten 2003, 29

- Arthritis
- Asthma
- Bluthochdruck
- Bronchitis (chronische)
- Depressionen
- Diabetes
- Entzündungen der Bauchspeicheldrüse
- Fettleber
- Gelenkenzündungen
- Gelenkprobleme
- Hämorrhoiden
- Herzinfarkt (zur Vorbeugung)
- Herzkranzgefäßerkrankungen
- Herzrhythmusstörungen
- HIV (vorbeugend und begleitend)
- Krebs und andere Tumorerkrankungen (zur Vorbeugung und Nachsorge)
- Leberentzündungen
- Libidostörungen
- Lungenemphysem
- Magen- und Zwölffingerdarmgeschwüre
- Nebenwirkungen von Chemotherapie und Bestrahlung bei Krebserkrankungen
- Nervenschwäche
- Nierenentzündungen
- Reizbarkeit
- Rekonvaleszenz nach schweren Erkrankungen
- Rheuma
- Schlaflosigkeit
- Thrombosen (zur Vorbeugung)
- Wechseljahrebeschwerden
- Wunden und Geschwüre, schlechte Wundheilung

Die beschriebenen Heilwirkungen gehen auf Erfahrungen innerhalb der klassischen chinesischen Medizin und auf eine große Zahl wissenschaftlicher Forschungsarbeiten zurück, die seit den 70er Jahren des 20. Jahrhunderts vor allem in China, Japan, den USA und in westeuropäischen Ländern veröffentlicht worden sind. Teilweise handelt es sich dabei um Fallstudien, Forschungs- und Erfahrungsberichte, aber auch um Versuchsergebnisse von Doppelblindstudien, die strengsten wissenschaftlichen Anforderungen standhalten. Über sie soll in den folgenden Kapiteln näher berichtet werden.

Dass die Forschungsarbeiten zu Ling Zhi verstärkt in den 70er Jahren des 20. Jahrhunderts einsetzten, ist kein Zufall. Vor dieser Zeit war der Pilz wegen seines seltenen Vorkommens in der Natur nur in geringen Mengen verfügbar. Das änderte sich erst, als es in Japan gelang, Ling Zhi in Farmen zu züchten.

Welche Bestandteile wirken im Ling Zhi Pilz?

Die meisten Wirkstoffe im Ling Zhi sind inzwischen analysiert und erforscht. Der Pilz enthält Kohlenhydrate, Aminosäuren, Fette, Vitamine, Alkaloide, Adenosin und Mineralstoffe wie Magnesium, Kalzium, Mangan, Eisen, Kupfer, Zink und Germanium. Organisches Germanium hat schon Paracelsus (1493–1541) als besonders wertvoll für die Gesundheit erkannt und geschätzt. Man weiß, dass der Ling Zhi ein biologisches Kraftpaket ist, das eine Vielzahl an heilwirksamen Substanzen enthält. Aber man kennt sie noch längst nicht alle vollständig. Sie wirken in ihrer Gesamtheit stärker als alle ihre Einzelbestandteile. Soviel weiß man sicher. Deshalb ist es wenig sinnvoll, Extrakte aus dem Ling Zhi Pilz herzustellen. Denn das Ganze ist mehr als die Summe seiner Einzelbestandteile.

Auffallenderweise findet man in Pflanzen mit adaptogener Wirkung reichlich Steroide. Das gilt für Ling Zhi ebenso wie für Ginseng. Steroide sind eng verwandt mit körpereigenen Hormonen. Außerdem enthält Ling Zhi große Mengen von Triterpenen. Einige von ihnen konnten Forscher klinisch auf ihre Wirkung hin untersuchen.

Hier sind, knapp zusammengefasst, die wichtigsten Ergebnisse:[13]

Triterpene im Ling Zhi und ihre Wirkung:	Übersicht
Triterpen	Wirkung
Ganodermik-Säuren A, B, C-2, D	hemmen die Histaminausschüttung
Ganodermik-Säuren R, S	schützen die Leber
Ganodermik-Säuren B, D, F, H, K, S	wirken gegen Bluthochdruck. Sie hemmen das sogenannte ACE (Angiotensin Converting Enzyme), das aus einer Vorstufe das Blutdruck steigernde Gewebshormon Angiotensin herstellt. Diesen Wirkungsmechanismus nutzen viele moderne pharmazeutische Blutdruckmittel, die sogenannten ACE-Hemmer.
Ganodermadiol	wirkt gegen Bluthochdruck durch ACE-Hemmung (siehe oben)
Ganodermik-Säuren Mf, T-O und B	hemmen übermäßige Cholesterin-bildung

Die wichtigsten bislang erforschten Inhaltsstoffe

Hier finden Sie einen Überblick über die wichtigsten Inhaltsstoffe des Ling Zhi Pilzes, soweit sie bisher bekannt sind. Ihre Wirkung ist noch längst nicht vollständig erforscht und erklärbar:

- *Ling Zhi 8* ist ein Protein, das regulative Wirkung auf das Immunsystem hat. Außerdem wirkt es antiallergisch.
- *Ganodosteron*, ein Steroid, das in klinischen Tests eine stark leberschützende Wirkung gezeigt hat.
- *Ungesättigte Fettsäure*, die man bislang noch nicht näher bestimmt hat. Sie hemmt die Ausschüttung von Histamin im Körper, das allergische Reaktionen auslösen kann.
- *Cyclooctaschwefel* hemmt ebenfalls die Ausschüttung von Histamin und hilft gegen Allergien.

13 nach Willard/Jones 1990, 143 ff.

- Ein *Alkaloid*, das noch nicht genau bestimmt ist. In klinischen Studien konnte aber eine sehr starke herzstärkende Wirkung belegt werden.
- *Glykoproteine*, die bislang noch nicht näher bestimmt sind. In wissenschaftlichen Untersuchungen haben sich diese Proteine aber als tumorhemmend erwiesen. In Japan und den USA laufen weitere – vielversprechende – Untersuchungen, inwieweit sich Glykoproteine für die Krebsbehandlung eignen.
- *Aminosäuren*, bislang fand man insgesamt 18 verschiedene davon im Ling Zhi. Sie wirken in ihrer Gesamtheit virushemmend und regen die Ausschüttung von Interferon an.
- *Interferon* ist ein Eiweißstoff, der von menschlichen Zellen gebildet wird. Er spielt eine wichtige Rolle bei der Immunabwehr und der Krebsbekämpfung.
- *Urdidin*, ein Nucleosid, das als neuromuskuläres Stärkungsmittel wirkt. Nucleoside sind organische Moleküle, die in unterschiedlicher Beschaffenheit und Funktion in den Körperzellen vorkommen. Die Pharmaforschung versucht, Nucleoside künstlich nachzubilden, um sie als virushemmende Arzneimittel unter anderem gegen AIDS einzusetzen. Bislang scheitern diese Versuche jedoch an heftigen Nebenwirkungen. Vielleicht bieten ja natürliche Nukleoside, wie sie im Ling Zhi vorkommen, eine brauchbarere Alternative.
- *Uracil*, ebenfalls ein Nucleosid mit Wirkung als neuromuskuläres Stärkungsmittel.
- *Adenosin*, ein Nucleosid, das die Verklumpung von Blutplättchen hemmt. Japanische Forscher haben in Testreihen menschliches Blut mit Ling-Zhi-Extrakt vermischt, um die Blutgerinnung zu beobachten. Dabei zeigte sich, dass sich ein Verklumpen deutlich verminderte, selbst bei starker Verdünnung des Extraktes. Vermutlich geht diese Wirkung auf den hohen Adenosingehalt des Pilzes zurück. So lässt sich auch die heilende und vorbeugende Wirkung von Ling Zhi bei Herz-Kreislauferkrankungen und bei Arteriosklerose erklären. Adenosin hat außerdem schmerzlindernde und krampflösende Eigenschaften.
- *Vitamin B1*, Thiamin, spielt eine wichtige Rolle beim Kohlehydrat-

stoffwechsel. Außerdem wirkt es positiv auf die Stimmungslage und hilft so, mit Stresssituationen besser fertig zu werden.

- *Vitamin B2*, Riboflavin, hat vor allem bei Stress eine ausgleichende Wirkung. Ein Mangel an diesem Vitamin kann zu depressiven Verstimmungen, Schlafstörungen und Konzentrationsschwächen führen.
- *Vitamin B6*, Pyridoxin, regt die Produktion Roter Blutkörperchen an und sorgt für die Balance von Kalium und Natrium in der Körperflüssigkeit. Außerdem hat dieses Vitamin einen günstigen Einfluss auf das Nervensystem. Es kann die Auswirkungen von Stress als Folge der alltäglichen Belastungssituationen abfedern. Um seine Wirkung entfalten zu können, braucht es Vitamin B2 als Partner. Im Ling Zhi ergänzen sich beide Vitamine optimal.
- *Vitamin E* ist ein wichtiges Antioxidans. Es hilft dem Körper, mit schädlichen Freien Radikalen fertig zuwerden. Zugleich verbessert Vitamin E die Sauerstoffversorgung und die Durchblutung des Körpers. Außerdem regt es die Bildung neuer roter Blutkörperchen an und bietet Schutz gegen Herzinfarkt und Arterienverkalkung. Es wirkt bei rheumatischen Erkrankungen, stärkt die Herzmuskulatur, unterstützt viele andere Vitamine in ihrer Wirkung und gilt als Fruchtbarkeitsvitamin.
- *Cumarin* ist ein aromatischer Stoff, der zu schnelle Blutgerinnung verhindert. Er vermindert die Gefahr des Entstehens von Blutgerinnseln und Thrombosen.
- *Mannitol* ist ein natürlicher Zucker, der unter anderem zur Entwässerung des Gewebes beiträgt.
- *Ergosterin* ist eine Vorform von Vitamin D2. Der Körper kann dieses Vitamin daraus herstellen. Vitamin D2 braucht der Körper, um den Calcium- und Phosphatstoffwechsel zu regulieren. Vitamin D ist nach neueren Studien in der Lage, das Wachstum von Krebszellen bei Brust-, Prostata- und Dickdarmkrebs zu hemmen. Ein Mangel an Vitamin D2 kann zu Knochenerweichung (Rachitis) führen.
- *Spurenelemente* sind für das gesunde Funktionieren der Körperzellen unentbehrlich. Mindestens 15 davon sind im Ling Zhi enthalten. Der Körper braucht sie zwar nur in sehr geringen Mengen. Doch wenn sie

fehlen, kann das zu starken gesundheitlichen Beeinträchtigungen führen. Spurenelemente spielen eine wichtige Rolle in der Zusammenarbeit mit Hormonen und Enzymen, die ohne sie nicht auskommen können.

- *Germanium* in seiner organischen Form hat nach neueren klinischen Studien Bedeutung als Zusatztherapie in der ganzheitlichen Krebsbehandlung. Außerdem ließ sich eine deutliche therapeutische Wirkung bei Rheuma, Asthma, Diabetes, Osteoporose, Virusinfektionen und bestimmten Sauerstoff-Mangelerkrankungen feststellen.

Ling Zhi stärkt die Immunabwehr

Das Immunsystem des Menschen ist offenbar einer der wichtigsten Ansatzpunkte, an denen sich die Wirkung von Ling Zhi entfaltet. In Kliniken in San Francisco setzen die Ärzte Ling Zhi unterstützend bei der Behandlung von AIDS-Kranken ein[14], ebenso beim Chronischen Müdigkeitssyndrom (CFS). Bei dieser Krankheit treten bei ansonsten scheinbar gesunden Patienten schwere Erschöpfungszustände auf, die sich nicht recht erklären lassen. Kranke, die bislang in ihrem Leben sehr erfolgreich waren, klagen plötzlich über extrem starke Müdigkeit. Manchmal sind sie nicht einmal mehr in der Lage, die einfachen Dinge ihres alltäglichen Lebens zu regeln. Eine deutliche Schwächung des Immunsystems scheint mit dieser Krankheit verbunden zu sein. Ling Zhi ist zwar nicht imstande, solche schweren Krankheiten völlig zu heilen. Doch nach den Beobachtungen der Kliniken zeigten sich deutliche Erfolge bei fast allen Patienten, die man damit behandelte. Inzwischen verschreiben in Amerika auch Ärzte in ihren Praxen Ling Zhi bei Immunerkrankungen – so zum Beispiel der weltweit bekannte ganzheitliche Arzt Dr. Andrew Weil.

Die Traditionelle Chinesische Medizin geht davon aus, dass Ling Zhi in der Lage ist, den Chi-Fluss im Körper zu normalisieren. Das Chi gilt nach der chinesischen Lehre als die Lebenskraft, die alles Lebendige steuert. Ihr ungehindertes Fließen ist Grundvoraussetzung für körperliche, seelische und geistige Gesundheit. Eine der wichtigsten Wirkungen des

---

14 Schulten 2003, 43

Ling Zhi auf dem Gebiet der Immunabwehr ist, dass er den Organismus dabei unterstützt, Viren und Bakterien erfolgreich zu bekämpfen.

Mehrere wissenschaftliche Untersuchungen[15] haben nachgewiesen, dass Ling Zhi die körpereigene Produktion von Interferon steigert. Interferon ist ein Produkt des Zellstoffwechsels, welches die Ausbreitung von Viren verhindern kann und auch bei der ganzheitlichen Krebsbekämpfung eine Rolle spielt. Bei Untersuchungen mit Zellkulturen im Labor ließ sich die Viren hemmende Wirkung von Ling Zhi eindeutig nachweisen. Klinische Untersuchungen in Taiwan bestätigen, dass auch bakterielle Erkrankungen – mit Colibakterien – auf eine Behandlung mit dem Heilpilz gut ansprechen.

Aus China und aus Korea liegen Forschungsergebnisse[16] vor, die Erfolge bei einer Reihe von bakteriellen Erkrankungen bestätigen:

- bei Infektionen mit dem Bacillus pneumoniae, der für bakterielle Lungenentzündungen verantwortlich ist,
- bei durch Streptokokken verursachten Erkrankungen wie Scharlach, Hirnhautentzündung, Angina,
- bei Infektionen durch Staphylokokken. Das sind Bakterien, die normalerweise als Schmarotzer auf der Haut leben. Wenn sie aber in die Blutbahn gelangen, können sie schwere Infektionen verursachen.

Etliche der im Ling Zhi enthaltenen Polysaccaride wirken offenbar, indem sie im Knochenmark die Produktion von B-Zellen und Makrophagen anregen. Beides sind Blutkörperchen, die für die Infektabwehr unbedingt notwendig sind. Eine Studie aus Japan stellt fest, dass die im Ling Zhi enthaltenen Polysaccharide das „Erinnerungsvermögen" der T-Zellen und der T-Helferzellen erhöhen. Auf diese Weise kann die körpereigene Immunabwehr leichter und gezielter die Angriffe von Bakterien abwehren.[17]

---

15 u.a. am Institut für Mikrobiologie und Biochemie der Marie-Curie-Universität Sklodowska in Lublin/Polen

16 Hsu 1986; Lee/Chung 1987, 15

17 Willard/ Kenneth 1990

Ling Zhi: ein kraftvolles Antioxidans

Ganz genau weiß man noch nicht, welche Inhaltsstoffe eigentlich für die antioxidative Wirkung von Ling Zhi verantwortlich sind. Aber dass sie vorhanden ist, lässt sich eindeutig nachweisen.

In einer Reihe von Labortests fanden Forscher heraus, dass hier mächtige Radikalenfänger am Werk sein müssen. Durch Ling Zhi konnte man zwei der aggressivsten Radikale, nämlich Superoxid und Hydroxyl, um bis zu 50 Prozent vermindern. Das ist ein äußerst gutes Ergebnis, welches andere bekannte Antioxidantien kaum erreichen.[18]

Andere Studien lassen vermuten, dass bestimmte Inhaltsstoffe von Ling Zhi die körpereigene Produktion eines wirksamen Radikalenfängers anregen. Dieser heißt Superoxid Dismutase (SOD).

Trifft die Vermutung der Forscher zu, so trägt der Ling Zhi Pilz nicht nur heilsame Bestandteile in sich, sondern er regt zugleich die Selbstheilungskräfte des menschlichen Organismus an. So hilft der Pilz, manche der schädlichen Einflüsse unseres modernen Lebens auszugleichen. Fest steht: Freie Radikale entstehen im menschlichen Organismus verstärkt durch Alkohol, Rauchen, Ozoneinwirkung in der Atemluft vor allem im Sommer, durch Schwermetalle, Medikamentenrückstände, UV-Strahlung, Luftverschmutzung, Pestizide, Konservierungsstoffe in der Nahrung, geräucherte und gepökelte Nahrungsmittel sowie durch Kohlenwasserstoffverbindungen in verschiedenen chemischen Produkten.

Diese Aufzählung ist längst nicht vollständig. Und wir können uns dem Einfluss der Freien Radikale auch nicht völlig entziehen. Doch wir sind in der Lage, wirksame Gegenmaßnahmen treffen, wo sie uns die Natur anbietet. Das ist vor allem in fortgeschrittenem Lebensalter notwendig, denn die Körperzellen älterer Menschen neigen unter der Einwirkung Freier Radikale nun einmal leichter zu „Entgleisungen" als bei jüngeren. So kann Krebs entstehen.

---

18 Jifeng/Jiajun 1985, 5

Was sind Freie Radikale?

Ein chemisches Molekül ist stabil und ruht in sich selbst, wenn es mit negativen Ladungsteilchen (Elektronen) gesättigt ist. Doch besonders Biomoleküle, die Sauerstoff enthalten, neigen dazu, ein Elektron zu verlieren. Das kann beispielsweise durch Rauchen, Umweltgifte oder normale Stoffwechselvorgänge geschehen. Mit aller Macht versuchen sie nun, sich das verlorene Elektron wieder zurückzuholen. Sie werden zu Freien Radikalen.

Ein Radikal hat zwei Möglichkeiten, ein Elektron einzufangen: Einmal durch Angriff auf wichtige Zellstrukturen, zum Beispiel DNA oder die Zellhülle. Diese werden dabei zerstört. Oder es kann mit einem Antioxidans reagieren, z.B. mit Vitamin C oder E. Dieses gibt ein überschüssiges Elektron freiwillig ab und „beschwichtigt" so das Freie Radikal. Diese positive Reaktion begünstigt Ling Zhi.

Ling Zhi gegen Stress, Schlaflosigkeit und Burn-Out-Syndrom

Der Ling Zhi Pilz wirkt nicht nur auf der Körperebene, sondern er bewährt sich ebenso auf der nervlichen und geistigen Ebene bei allen typischen Stresserscheinungen, unter denen die Menschen in den westlichen Industrienationen verstärkt leiden. Nervöse Spannungen, Kopfschmerzen, Schlaflosigkeit gehören ebenso hierher wie das Gefühl, ausgebrannt und den täglichen Anforderungen nicht mehr gewachsen zu sein.

Ling Zhi stellt das Gleichgewicht in unserem Nervensystem dort wieder her, wo es gestört ist. Die adaptogene Wirkung des Heilpilzes zeigt sich bei Menschen, die sich resigniert und erschöpft fühlen, durch mehr Tatkraft und Entschlossenheit im Handeln. Wer dagegen zu aufgedreht ist, nicht mehr abschalten kann und infolge dessen unter Schlaflosigkeit leidet, der erfährt die Wirkung von Ling Zhi als beruhigend und Schlaf fördernd.

Professor Dr. Hseu von der National University in Taiwan, weltweit führender Ling Zhi-Experte, erklärt: „Der Pilz hat eine beruhigende Wirkung, was wiederum einen erholsamen Schlaf nach sich zieht. Ruhiger Schlaf ist der Ausdruck für seelische und körperliche Ausgeglichenheit – beides wird durch den Pilz verbessert."[19]

---

19 Bankhofer/Dolinschek/Hörtnagel 2005, 70

Hierzu einige Heilungsberichte:

- Frau S., 57 Jahre, kann seit ungefähr zehn Jahren nachts nicht mehr durchschlafen. Sie liegt jede Nacht stundenlang wach und schäft nur sehr schwer wieder ein. Tagsüber fühlt sie sich dann unausgeschlafen, „wie gerädert" und wenig leistungsfähig.
  Seit zwei Monaten nimmt sie morgens und abends einen gestrichenen Teelöffel Ling-Zhi-Schrot. Seitdem schläft sie nachts wieder durch. „Ich fühle mich wie neu geboren. Jeden Morgen stehe ich jetzt frisch und ausgeschlafen auf und freue mich auf den neuen Tag. Meine ständige Erschöpfung, die mich jahrelang begleitet hat, ist wie weggeblasen.
- Frau L. W. 49 Jahre, ist Lehrerin und in ihrem Beruf sehr engagiert. Doch jetzt fühlt sie sich total mutlos. Alles wird ihr zu viel. Die Doppelbelastung durch Beruf und Familie wächst ihr über den Kopf. Sie ist reizbar. Der hohe Lärmpegel in der Schule bereitet ihr zunehmend Probleme. Auch fühlt sie sich den immer höher werdenden bürokratischen Anforderungen ihres Berufs nicht mehr gewachsen, weil sie ihr nicht genügend Zeit für ihre eigentliche Unterrichtsarbeit lassen.
  Frau W. war bereit, Ling Zhi für einen Zeitraum von drei Monaten zu testen. Nach Ablauf dieser Zeit berichtet sie: „Ich fühle mich jetzt so frisch und leistungsfähig, um „glatt zwanzig Jahre verjüngt", dass ich Ling Zhi auf jeden Fall weiter einnehmen werde."[20]

Ling Zhi gegen Herz-Kreislauferkrankungen

In den westlichen Industrienationen stirbt inzwischen jeder Zweite an einer Herz-Kreislauferkrankung. Mehr als jeder Zehnte erleidet einen Herzinfarkt oder andere Herzerkrankungen. Die Ursachen sind vielfältig und hängen offensichtlich mit der typischen westlichen Lebensweise zusammen: Falsche oder zu reichliche Ernährung, zu wenig Bewegung und Stress gelten als Hauptursachen. Sie bewirken, dass sich Ablagerungen in

20 Die Beispiele stammen aus dem *Arbeitskreis: gesund leben*, der sich mit der Erforschung und Erprobung alter/neuer natürlicher Heilmethoden befasst.

den Blutgefäßen bilden, die den freien Blutdurchfluss behindern und so irgendwann zu einem Herzinfarkt oder Schlaganfall führen.

Ling Zhi verbessert die Fließeigenschaften des Blutes. Der Heilpilz hilft, arteriosklerotischen Veränderungen vorzubeugen. In China hat man in klinischen Untersuchungen an mehreren Krankenhäusern festgestellt: Bei bis zu 94 % der herzkranken Patienten, denen man als einziges Heilmittel Ling Zhi in Tablettenform gab, besserte sich der Gesundheitszustand deutlich. Im Einzelnen zeigten sich Erfolge bei folgenden Krankheitssymptomen:

- Herzrhythmusstörungen bei 60% der Patienten
- Kurzatmigkeit bei 72,5 %
- Angina pectoris bei 84,4%
- Druckgefühl in der Brust bei 90,4%
- Kopfschmerz und Schwindel bei 86,7%
- Kältegefühl in Händen bzw. Füßen bei 73,9%
- Schlafstörungen bei 77,8%
- Müdigkeit bei 77,8%

Bei einem sehr hohen Prozentsatz der Untersuchten ließen nicht nur die Beschwerden nach, sondern auch die EKG-Werte und das Allgemeinbefinden besserten sich.[21]

Dazu folgender Heilungsbericht:

- „Ende September 2005 kam ich mit Verdacht auf Herzinfarkt ins Krankenhaus. Zum Glück hatte ich keinen Infarkt, es wurden aber starke Herzrhythmusstörungen (bis zu 10 Extraschlägen pro Minute) diagnostiziert. Ich bekam Beta-Blocker verordnet mit der Aussicht, diese mein ganzes Leben lang einnehmen zu müssen. Das gefiel mir gar nicht und ich beschloss, dem Ganzen mit Pilzen zu begegnen. Mir wurden zwei bis drei Gramm Ling Zhi Schrot pro Tag empfohlen, was ich aber verdoppelte. Heute (02.01.2006) kann ich Erfolg melden! Der Kardiologe

21 Chang et. al. 1986, 642 ff.; Willard/Jones 1990, 56.

stellte nur noch geringfügige Stolperer fest und das bei einem erstklassigen Belastungs-EKG (bis 350 Watt). Von Beta-Blockern war keine Rede mehr! Hut ab vor den Pilzen und einen großen Dank an ...“ [22]

Ling Zhi bei Bluthochdruck und zu hohen Cholesterinwerten

Bluthochdruck ist ein in den westlichen Industrienationen weit verbreitetes Leiden. Bei den Naturvölkern dagegen kommt es kaum vor.

Nach der Definition der Weltgesundheitsorganisation WHO liegt Bluthochdruck bei Werten von mehr als 139/89 vor. Das Tückische bei dieser Krankheit ist, dass man sie über viele Jahre kaum oder überhaupt nicht spürt. Erst spät kommt es zu schwerwiegenden Folgeschäden wie Herzinfarkt oder Schlaganfall.

Klinische Studien weisen Erfolge durch Ling Zhi bei der Behandlung von Bluthochdruck nach. In der Universitätsklinik in Tokio behandelten die Ärzte 53 Bluthochdruckkranke mit Ling Zhi. Die Patienten erhielten jeden Tag 6 Tabletten mit 240 mg Ling-Zhi-Extrakt. Schon nach zehn Tagen ließ sich bei ungefähr der Hälfte der Patienten eine deutliche Senkung der erhöhten Werte feststellen.[23] Gleichsam ganz nebenbei konnte man eine Senkung der Cholesterinwerte beobachten.

Verantwortlich für die Blutdruck senkende Wirkung von Ling Zhi sind sehr wahrscheinlich die darin enthaltenen Triterpene. Sie hemmen die Ausschüttung eines bestimmten Enzyms, das Angiotensin Converting Enzym (ACE). Dieses Enzym ist an der Bildung des körpereigenen Hormons Angiotensin beteiligt, das stark Blutdruck steigernde Eigenschaften hat. Interessanterweise geht die moderne westliche Schulmedizin einen vergleichbaren Weg, indem sie synthetische ACE-Hemmer zur Bekämpfung des Bluthochdrucks einsetzt. Offenbar erreicht Ling Zhi dieses Ergebnis auf natürlichem Wege und ohne Nebenwirkungen.

Eine Studie, die chinesische Forscher in einer Klinik in Tianjin durchführten, bestätigte dieses Ergebnis: Bei 70 Prozent der Patienten norma-

22 Mitgeteilt von Dr. Susanne Ehlers, Gesellschaft für Heilpilze e.V.

23 Kanmatsuse et. al. 1985

lisierten sich überhöhte Cholesterinwerte unter dem Einfluss von Ling Zhi innerhalb von drei Monaten.

Die besten Ergebnisse erzielten jene Patienten, die sich zugleich viel bewegten und fettarme Kost aßen. Die „guten" HDL-Werte erhöhten sich bei ihnen, während die „schlechten" LDL-Werte sanken.[24]

Wieder andere Studien erbrachten – eher nebenbei und unerwartet – noch ganz andere Ergebnisse: Pigmentflecken verschwanden, Körpergewebe straffte sich, die Haut nahm einen gesunderen Glanz an, bestimmte Zahnerkrankungen traten seltener auf, und die Patienten litten weniger unter Gefäßerweiterungen wie beispielsweise Hämorrhoiden. Experten führten diese Heilerfolge auf eine deutlich bessere Blutzirkulation durch die Anwendung von Lingh Zhi zurück.

Ling Zhi in der Krebstherapie

Jeder zweite stirbt in den westlichen Ländern heute an Krebs. Neben den Herz-Kreislauferkrankungen sind Krebsleiden im Grunde noch immer ein ungelöstes Problem in der Medizin, selbst wenn die meisten Experten dies nur ungern zugeben. Auch Ling Zhi ist kein Wundermittel, das alle Krebsprobleme der Welt mit einem Schlag lösen kann. Doch es gibt ermutigende Forschungsergebnisse. Sie lassen zumindest die Hoffnung zu, dass sich Ling Zhi begleitend zusätzlich zur herkömmlichen Krebsbehandlung durch Operation, Chemo- und Strahlentherapie eignet. Vor allem aber bewährt sich der Heilpilz in der Krebsvorsorge.

In der begleitenden Krebstherapie zeigten sich sehr ermutigende Ergebnisse:

Der japanische Arzt Dr. Fukumi Morishige arbeitet und forscht am berühmten Linus Pauling Institute of Science and Medicine in den USA. In Langzeitstudien untersucht er seit 30 Jahren die Wirkung von Ling Zhi bei Krebserkrankungen. Im Laufe dieser Zeit begegneten ihm viele, nach dem Stand der wissenschaftlichen Erkenntnisse eigentlich unheilbare Patienten. Hier sind zwei dieser Schicksale. Dr. Morishige berichtet:

---

24 Bankhofer/Dolinschek/Hörtnagel 2005, 77

- „Im Juni 1986 kam eine 39 Jahre alte Frau zu mir. Sie hatte Lungenkrebs und Metastasen in der Brust. In verschiedenen Krankenhäusern hatte man eine Operation bereits abgelehnt. Sie wurde als hoffnungsloser Fall entlassen. Ihr Mann verabreichte ihr zu Hause Reishi-Tee" (das ist Ling Zhi). Als der Arzt die Patientin sechs Monate später erneut untersuchte, staunte er nicht schlecht: Das Ödem in der Brust war vollkommen verschwunden. Die Röntgenaufnahme zeigte eine deutlich bessere Situation als noch vor sechs Wochen. Auch wenn der Tumor noch vorhanden war, so war er zumindest nicht gewachsen. Die Patientin hatte keine andere Therapie durchgeführt. Sie war sich sicher, dass die Besserung ihres Zustandes auf den Ling Zhi Pilz zurückzuführen war. Sie hatte täglich vier Gramm davon eingenommen. Das ist eine ziemlich hohe Dosis. „Für jemanden, der bereits seine Beerdigung vorbereitet hat und auf den Tod wartet, ist es unglaublich, wieder Hoffnung zu schöpfen", kommentiert Dr. Morishige diesen Erfolg.

Eine Reihe weiterer Beispiele bestätigt, dass es sich zumindest lohnen würde, eine unterstützende Krebstherapie mit Ling Zhi neben der schulmedizinisch üblichen Behandlung durch Operation, Bestrahlung und Chemotherapie zusätzlich anzuwenden.

- Dr. Morishige berichtet die Geschichte eines fünfjährigen Jungen, der seit seiner Geburt an Leberkrebs litt. Der behandelnde Arzt sah die Situation als hoffnungslos an. Er brach die Behandlung ab und entließ den Jungen nach Hause. Dort gaben ihm seine Eltern Ling Zhi. Zu Dr. Morishige kam der Junge, als er neun Jahre alt war. Zu diesem Zeitpunkt ließ sich keine Krebserkrankung mehr erkennen. Neben der Therapie mit Ling Zhi hatte der Junge keine andere Behandlung erhalten. [25]
- Eine fünfzigjährige Frau hatte eine Operation wegen Brustkrebs hinter sich, der bereits Metastasen in der Lunge bildete. Sie erhielt sechs Monate lang Ling Zhi. Danach konnte sie ganz normal atmen und es zeigten sich keinerlei Anzeichen von Tumoren mehr in ihrem Körper.

25 Bankhofer/Dolinschek/Hörtnagel 2005, 79,80

- Eine andere Patientin war ebenfalls wegen Brustkrebs operiert worden. Bei ihr fanden sich bereits Metastasen im Knochenmark. Sie litt unter äußerst starken Schmerzen und konnte sich unterhalb des Kopfes nicht mehr bewegen. Nach einer zweimonatigen Behandlung mit hoch dosiertem Ling Zhi (9-12 Gramm täglich) verschwanden ihre Schmerzen. Sie konnte wieder normal laufen.
- Ein Patient litt unter Dickdarmkrebs, der Metastasen in der Leber gebildet hatte. Sein Befinden besserte sich stark, nachdem man ihn sechs Monate lang mit täglich sechs Gramm Ling Zhi behandelt hatte.[26]

Die japanische Regierung hat Ling Zhi auf Grund der hervorragenden wissenschaftlichen Ergebnisse offiziell als Mittel zur Therapie von Magenkrebs anerkannt.[27]

Neue Forschungen an der Universität Greifswald mit einer in Deutschland wachsenden Variante des Ling Zhi Pilzes haben ergeben, dass der Heilpilz die Immunabwehr gegen Viren und Bakterien steigert, Zellen länger lebten und weniger Fehler-Abarten an ihnen auftraten.[28] Solche fehlerhaften „Bauplan-Kopien" bei der Zellvermehrung treten häufig bei älteren Menschen auf. Sie gelten als eine Ursache für das Entstehen von Krebserkrankungen.

Aussehen und Lebensbedingungen

Der Ling Zhi sieht in seinem Erscheinungsbild ganz anders aus als jene Pilze, die wir üblicherweise in den Wäldern finden. Er wächst ausschließlich an Bäumen. Sein Stiel wird bis zu 14 Zentimeter lang. Auf ihm sitzt seitlich der bis zu 15 Zentimeter große Hut, dessen Oberfläche stark glänzend aussieht. Daher hat er im deutschen Sprachgebrauch auch den

26 Willard/Kenneth 1990, 47
27 Schulten 2003, 64
28 Bericht in der Fernsehsendung „Hauptsache gesund" des MDR am 9.10.2008. Das Gesundheitsmagazin Visite (NDR) berichtete in seiner Sendung vom 26.08.2008 ebenfalls über in Deutschland durchgeführte Forschungen mit chinesischen Heilkräutern, die Krebszellen töten.

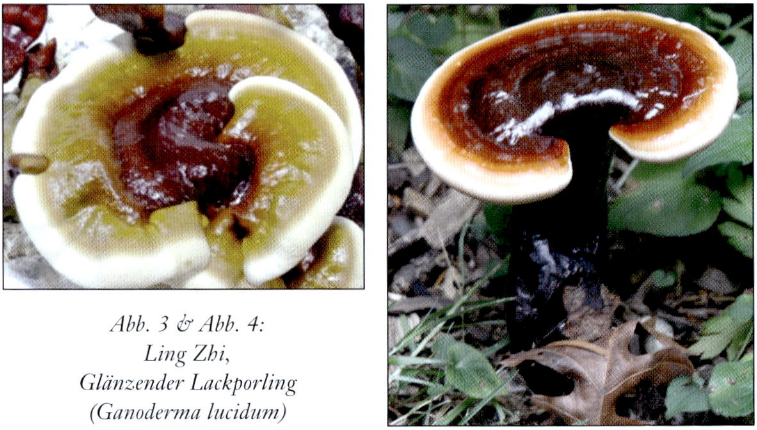

Abb. 3 & Abb. 4:
Ling Zhi,
Glänzender Lackporling
(Ganoderma lucidum)

Namen „glänzender Lackporling“. Die Form des Hutes ist meist halbrund oder nierenförmig, manchmal auch rund. Der Pilz nimmt aber auch noch andere, vollkommen unterschiedliche Gestalten an. Manchmal sieht er baumartig verzweigt aus. In seiner ungewöhnlichsten Form ähnelt er einem Hirschgeweih. Sie entsteht nur, wenn der Pilz in der freien Natur an einem besonders dunklen Ort wächst. Er kommt in den unterschiedlichen Färbungen vor, von weiß, gelb, blau, rot, bis hin zu purpurfarben und schwarz.

Als besonders heilkräftig gilt in Japan ebenso wie in China der rote Ling Zhi. Man nahm an, dass in ihm die Lebensenergie Chi besonders stark konzentriert enthalten ist. Moderne Forschungen bestätigen dies. In Labortests konnte man nachweisen, dass der rötliche Ling Zhi die für die Gesundheit wertvollen Wirkstoffe in besonders hoher Konzentration enthält. Deshalb nimmt man für die Zucht fast ausschließlich die rote Variante des Pilzes. Das gilt ebenso für die klinischen Studien, mit denen man seine Heilwirkung untersucht.

Das Fruchtfleisch des Ling Zhi ist in frischem Zustand lederartig hölzern. Sobald man ihn trocknet, ändert er seine Beschaffenheit. Er hat

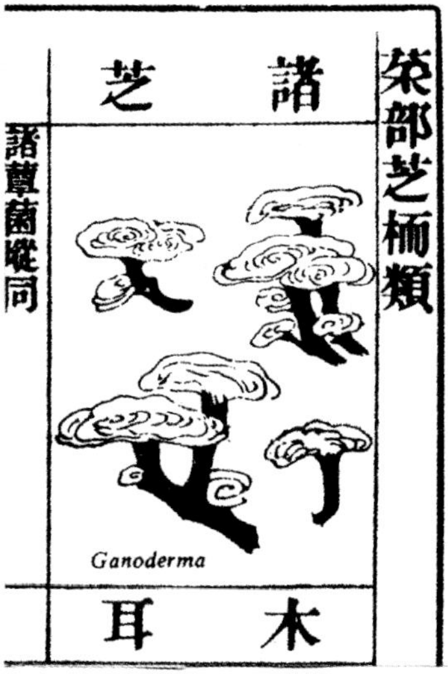

Abb: 5: Ling Zhi: Unterschiedliche Wachstumsformen:
Abbildung aus dem Pen-T'sa-Kang-mu

dann eher Ähnlichkeit mit Kork oder sehr weichem Holz. Beim Trocknen schrumpft der Pilz eigenartigerweise nicht oder fast nicht ein. Er behält seine ursprüngliche Form und verrottet beim Trocknen auch nicht.

Zuchterfolge mit Ling Zhi

15 Jahre forschte und probte der japanische Pflaumenbauer und Pilzliebhaber Shigeoki Mori, bis es ihm Anfang der 70er Jahre erstmals gelang, den kostbaren Pilz zu züchten. Der Weg dorthin war immer wieder von Rückschlägen, vom Misstrauen seiner Familie begleitet und mit hohen finanziellen Aufwendungen verbunden. Aber Mori ließ sich nicht entmu-

tigen. Er hatte ein klares Ziel vor Augen und war – darin gleicht er fast allen Erfindern und Entdeckern dieser Welt – felsenfest davon überzeugt, dass es ihm eines Tages gelingen würde, dieses Ziel zu erreichen.

Den Pflaumenbauer Mori, selbst Besitzer von mehreren tausend Pflaumenbäumen, hatten immer wieder Krebspatienten und deren Angehörige um einen Pilz gebeten, von dem sie sich Heilung erhofften. Doch der Pilz kommt in der Natur so selten vor, dass Mori ihnen auf diesem Weg nicht weiterhelfen konnte. Wohl mag die Hoffnung der Kranken seinen Forschungseifer angespornt haben.

Wie man den Ling Zhi Pilz züchtet, ist nur in groben Zügen bekannt. Die Feinheiten sind urheberrechtlich streng geschütztes Betriebsgeheimnis.

Als ersten Schritt sammelt man die Sporen von der Unterseite der Pilzkappe ab. Mindestens einen Monat lang werden sie unter möglichst klinisch reinen Bedingungen in spezielle Gefäße gelegt. Dann überträgt man die Zellkulturen auf einen Nährboden aus Sägemehl, das von alten Pflaumenbäumen stammt. Hier wachsen sie weitere vier Monate. Schließlich verpflanzen die Züchter das Sägemehl mit dem Pilzmyzel auf alte Pflaumenbäume. Nach zehn Monaten wachsen kleine Pilze aus dem Holz. Sobald sie 2 cm groß sind, nimmt man sie vom Baum und überträgt sie in einen Obstgarten. Innerhalb von weiteren zwei Monaten soll der Pilz nach Größe und Farbe sein Endstadium erreicht haben. Der Zuchtpilz ist jetzt von einem in der Natur gewachsenen nicht mehr zu unterscheiden.

Alle diese Schritte müssen durch Handarbeit vollzogen werden. Maschinelle Hilfe ist allein beim Trocknen der Pilze möglich. Zudem ist die Zucht mit verhältnismäßig hohen Risiken behaftet. Denn nur rund 70 Prozent der angesetzten Pilze reifen aus.

Japan war das erste Land, in dem es gelang, den Ling Zhi Pilz zu züchten. Anfang der 80er Jahre erreichte man 250 Tonnen Ertrag. Inzwischen sind es dort rund 500. Auf den Weltmarkt gelangt kaum etwas davon. Weltweit beträgt der Ertrag an gezüchtetem Ling Zhi inzwischen rund 4300 Tonnen jährlich. Tendenz: steigend. Der größte Produzent ist China. Inzwischen bauen aber außer Japan auch Korea, Taiwan, Thailand, die USA, Malaysia, Vietnam, Indonesien und Sri Lanka den Zuchtpilz erfolgreich an.

Die modernen Ling Zhi Zuchtfarmen in Taiwan gleichen teilweise eher mit Hochtechnologie ausgestatteten Laboranlagen. Besucher empfängt man in modern ausgestatteten Verwaltungsgebäuden mit Erfrischungsgetränken und Informationsmaterial. Schutzkleidung liegt bereit. Vollständig in Weiß eingekleidet, mit einer Maske vor dem Gesicht, führt man die Gäste durch Laboranlagen und über das rund drei Hektar große Anbaugelände, auf dem hochqualitative Ling Zhi Pilze gezüchtet werden. Das Herzstück der Farm bilden Myzelhäuser, die „Kinderzimmer" des Ling Zhi. Sie sind aus einem besonderen Stahl gebaut, der so beschaffen ist, dass er jede Ansiedlung von Bakterien auf seiner Oberfläche verhindert. Ganz nebenbei sind die Stahlcontainer im Stande, selbst der Zerstörungskraft von Taifunen standzuhalten. Die extrem hohen hygienischen Sicherheitsanforderungen sind notwendig, um den Pilz vor bakteriellen oder tierischen Schädlingen zu schützen. Deshalb dürfen die Besucher trotz Schutzkleidung die Zuchtcontainer, von denen sich rund dreißig aneinander reihen, nicht betreten. Die Gefahr, Verunreinigungen oder Krankheitserreger einzuschleppen, wäre zu groß. In den Zuchthallen herrschen gleichbleibende Wachstumsbedingungen, wie sie die Natur selbst kaum bietet. Die Temperatur beträgt gleichbleibend 24 bis 30 Grad bei 90 bis 95 Prozent Luftfeuchtigkeit. Beleuchtungsintensität und Belüftung sind klar geregelt. Zur Zucht versorgt man die Pilze mit speziellen Nährlösungen, die Proteine, Kohlenhydrate und Salze enthalten, wie sie der Pilz auch in der Natur aus den Bäumen aufnehmen würde, an denen er wächst.

Von der Romantik alter Parks mit Pflaumenbäumen ist da nicht mehr viel geblieben. Hier herrscht absolute Professionalität. Hier versorgt man den Weltmarkt mit Ling Zhi hoher Qualität, die er erwartet.

Sagen und Mythen über den Ling-Zhi-Pilz

Da der Ling Zhi Pilz seit Jahrtausenden ein ebenso begehrtes wie seltenes Heilmittel war, ist es verständlich, dass sich um ihn schon früh allerlei Sagen und Legenden rankten. Sie beschreiben seine wundersame Heilkraft und Kostbarkeit. Berühmte Kaiser rüsteten Expeditionen aus, um den Pilz in aller Welt zu suchen und herbeizuschaffen. Sie bauten Tempel in den Bergen in der Hoffnung, dass Finder oder geheimnisvolle Zauberer dort einen der kostbaren Pilze für den Herrscher hinterlegen würden. Doch das alles führte zu keinerlei greifbaren Ergebnissen, auch nicht der Befehl des Kaisers, alle gefundenen Ling Zhi Pilze abzuliefern. Wenn Menschen aus dem Volk einen der kostbaren Pilze fanden, so hüteten sie ihn als kostbares Geheimnis, nutzten ihn als Talisman und hoben ihn auf für den Ernstfall, wo er ihnen selbst oder einem nahen Angehörigen Rettung bringen konnte.

Eine der bekanntesten Legenden über Ling Zhi berichtet von dem mythischen „Gelben Kaiser", der rund 2500 vor Christi lebte. Er soll Zeit seines Lebens auf der Suche nach dem Elixier des ewigen Lebens gewesen sein. Er baute zahlreiche Tempel in den entlegensten Bergregionen und auf den geheimnisvollen Inseln weit draußen im Meer, wo die Unsterblichen wohnen, ihnen zu Ehren. Dafür sollten sie ihm verraten, wo das „Kraut des ewigen Lebens" wächst: ein magischer Pilz. Wer ihn findet, der sollte für immer in jugendlicher Frische und Gesundheit leben. Vögel hielten dieses Gewächs in ihren Krallen und trugen es auf die Schlachtfelder, wo sie es den Toten auf das Gesicht legten, worauf sie wieder lebendig wurden.

Der Kaiser war von diesen Nachrichten tief beeindruckt. Seine Ratgeber empfahlen ihm, nachts verkleidet in die Berge zu gehen und dort auf Zehenspitzen zu schleichen, um den Phantom-Pilz zu überraschen. Doch leider blieb diese Strategie ohne Erfolg. So sandte der Kaiser eine Schiffsflotte aus. Sie sollte die sagenhaften Inseln suchen und nicht eher zurückkehren, bis sie den geheimnisvollen Pilz gefunden hätte. Die Flotte blieb verschollen. Ihr weiteres Schicksal ist nicht bekannt.

Eine andere eindrucksvolle Geschichte, die das einfache Volk von Generation zu Generation weitergab, erzählt von einem Mädchen aus wohlhabendem Haus, das sich in einen armen Hirtenjungen verliebte. Der Vater des Mädchens missbilligte diese Beziehung. So flüchtete das junge Paar in den Wald. Der Vater schickte ihnen seine Knechte hinterher mit dem Auftrag, seine Tochter zu töten. Als die Tochter die Verfolger auf sich zukommen sah, nahm sie in ihrer Not Gift. Bei seiner Rückkehr zu der Höhle, in der sich das Paar versteckt hielt, fand der junge Mann seine Geliebte tot. Verzweifelt bat er die Mönche eines buddhistischen Tempels in der Nähe um Hilfe. Sie sagten ihm, es sei nur möglich, die junge Frau wieder ins Leben zurückzuholen, wenn es ihm gelänge, innerhalb eines Tages einen sehr alten Ling Zhi Pilz zu beschaffen.

Die Mönche verrieten ihm auch, wo er den Pilz finden könne, der in einer Höhle von einem Tiger und einer Giftschlange bewacht würde. Viele hätten schon versucht, den Pilz zu bekommen. Aber keiner sei lebend zurückgekehrt. Der Hirtenjunge war bereit, alles zu versuchen, seine Geliebte ins Leben zurück zu holen. Mit Kraft und durch List gelang es ihm, die Wächtertiere zu überwinden. Er kehrte mit dem Pilz zurück in den Tempel. Schon eine kleine Menge davon genügte, die Tote wieder zum Leben zu erwecken.

Heilungsbeispiele

Wissenschaftlich dokumentiert ist der Fall eines 60-jährigen Mannes aus Kohfu, einer Stadt in der Nähe von Tokio. Sein Name ist Tokizo Oshawa, von Beruf technischer Direktor in einer Fabrik für Präzisionsmaschinen. Oshawa hatte sich über viele Jahre hinweg durch hohen beruflichen Einsatz kräftemäßig überfordert. Die Ärzte diagnostizierten bei ihm Bauchspeicheldrüsenkrebs. Er unterzog sich einem operativen Eingriff. Seine Lebenserwartung betrug zu diesem Zeitpunkt nur noch wenige Monate.

In dieser hoffnungslosen Situation willigte Oshawa ein, Ling Zhi zu nehmen. Er wollte den Kampf gegen die Krankheit einfach nicht aufgeben, ohne alles versucht zu haben. Schon einige Wochen, nachdem der Patient täglich fünf Gramm von dem Heilpilz eingenommen hatte, setzte der Arzt die vorausssichtliche Lebenserwartung um zwölf Monate hinauf. Das geschah, obwohl der Patient bereits zweimal Anzeichen von Gelbsucht hatte. Sie gilt meist als Hinweis auf das letzte Stadium der Krankheit. Einige Wochen, nachdem Oshawa seine tägliche Einnahmedosis noch einmal verdoppelt hatte, kam er wieder zu Kräften. Sein Augenausdruck war klar, der Appetit nahm zu. Er hatte den Krebs besiegt.[29]

Ein anderes, in der Fachliteratur überliefertes Beispiel berichtet von der Heilungsgeschichte des Japaners Tatsuo Kanaki aus Chiba. Der Patient litt schon länger als zehn Jahre unter Zwölffingerdarmgeschwüren. Sein Zustand verschlimmerte sich innerhalb kurzer Zeit so sehr, dass er nächtelang vor Schmerzen nicht schlafen konnte.

Freunde empfahlen ihm, doch einmal die Behandlung mit einem alten asiatischen Heilmittel auszuprobieren, nämlich dem sagenhaften Pilz Ling Zhi. Zu dieser Zeit hatte Kanaki schon mehrere erfolglose Therapien mit anderen Mitteln hinter sich, jedoch ohne Erfolg. Inzwischen konnte er kaum noch etwas essen und die ständigen Schmerzen zermürbten ihn völlig. Seine Krankenakte dokumentierte, dass er sich bereits in einem kritischen Zustand befand. Da er wusste, dass Ling Zhi keine schädlichen Nebenwirkungen hat, entschloss sich der Patient, einen Versuch mit dem Pilz zu wagen.

- Er berichtet: „Nach nur einer Woche hörten meine Schmerzen auf und mein Appetit kehrte zurück. Ich sah auch wieder viel gesünder aus. Fünf Wochen, nachdem ich damit begonnen hatte, Ling Zhi einzunehmen, erschien es mir geradezu unglaublich, dass ich so lange Zeit unter Schmerzen gelitten hatte!“ In einem Brief schreibt er nähere Einzelheiten seiner Krankengeschichte: „Nach meiner letzten Magenspiegelung sagte der Arzt: Seit letztem Jahr habe ich Sie mehrfach untersucht, und ich weiß, dass Sie erst jetzt von Ihren Geschwüren geheilt sind. Wenn aber jemand heute zum ersten Mal eine Magenspiegelung mit Ihnen machen würde, wäre er nicht in der Lage, zu erkennen, dass Sie überhaupt einmal Geschwüre gehabt haben. Sie sind nämlich vollständig ausgeheilt!“[30]

Heilungsberichte über die Wirkung von Ling Zhi bei Krebsleiden gibt es inzwischen sehr viele, vor allem über die Wirkung des Pilzes in der be-

---

29 Bankhofer/Dolinschek/ Hörtnagel 2005, 55
30 Matsumoto 1977, 60 ff.; Schulten 2003, 7 f.

gleitenden Krebstherapie und der Nachbehandlung zur Verhinderung von Strahlenschädigungen. Über lebensverlängernde Wirkungen in schweren Fällen wird zwar mehrfach berichtet. Dennoch kann auch er nicht als Allheilmittel gegen die Geißel Krebs betrachtet werden. Ein solches gibt es bislang nicht. Und es ist auf absehbare Zeit auch nirgends in Sicht.

Aber auch bei anderen Leiden ist die Zahl der Menschen groß, die durch Ling Zhi Heilung erlebt haben und nun ihre positiven Erfahrungen an andere weitergeben möchten:

– Frau S. H. aus Köln berichtet: „Ich habe das Ling-Zhi-Schrot gleich ausprobiert. ... Bei mir selbst ist eine langjährige Nahrungsmittelallergie vollständig abgeklungen. Ich fühle mich so vital wie schon lange nicht mehr und habe den Pilz mehreren Freundinnen weiterempfohlen. Auch hier gab es nur Erfolge: Herz-Kreislauf-Beschwerden, ‚schwere Beine', Migräne und Schlaflosigkeit haben sich extrem gebessert. Bei meiner Mutter wurde eine chronische Blasenentzündung geheilt, und bei meiner Schwester sind langjährige Magenprobleme komplett verschwunden. Auch die unangenehmen Nebenwirkungen von Medikamenten sind nahezu ausgeschaltet... Für mich ist Ling Zhi die Entdeckung des Jahres, wenn nicht sogar des Jahrzehnts. Ich kann es nur jedem empfehlen und werde es auch weiterhin jeden Tag nehmen"[31]

Die Pilzexpertin Dr. Susanne Ehlers von der Gesellschaft für Heilpilze e.V. hat eine Reihe Heilungsbeispiele über die Wirkung von Ling Zhi bei den unterschiedlichsten Krankheiten und Beschwerden gesammelt:[32]

Bluthochdruck

– „Was mich selbst angeht: Irgendwie scheinen die Pilze zu wirken. Jedenfalls pendelt mein Blutdruck nun zwischen 120/80 und 145/90, bei Noch-Einnahme eines Betablockers und eines anderen Medikaments. Vorher war er trotz der Einnahme der Medikamente oft über 160/100.

31 esotera 03/2000 (Leserzuschrift)

32 aus einer unveröffentlichten Info-Mitteilung

Sollte ich mich so nach und nach aus der Chemie ausschleichen können, würde mich das ja freuen... werde das dann mal mit meinem Arzt besprechen."

Wechseljahrebeschwerden, Hitzewallungen, Schlafstörungen

– „...Muss unbedingt berichten. Ich nehme Ling Zhi (...) nun schon eineinhalb Wochen. Die Hitzewallungen und die Schlafstörungen sind total verschwunden. Außerdem bin ich super drauf. Leider ist mein Rücken noch nicht besser, aber vielleicht braucht das auch etwas länger..."

Allergische Reaktionen

– „Ich bin Allergiker/Asthmatiker. Z. Zt. nehme ich zweimal täglich je einen Teelöffel Ling Zhi Schrot gehäuft in Flüssigkeit ein. Ich bemerke auf jeden Fall schon einen wesentlich verbesserten Gesundheitszustand. Mein Sohn ist erst drei, leidet an Nahrungsmittelallergie, etwas Neurodermitis und hat alle möglichen Atemwegsbeschwerden. Seine Nahrungsmittelallergie trat früher in Form von Nesselsucht direkt nach entsprechenden Kontakten auf. Wir meiden natürlich bekannte Allergieauslöser (Erdnüsse, Hühnerei u.a.), ich weiß also nicht, wie er heute darauf reagieren würde. Anfang September jedoch hatte er ein Nesselfieber nach einer Stresssituation, das auch auf die Atemwege überging. Seit Anfang Oktober bekommt er Ling Zhi.[33]

Vor ein paar Tagen hat es wieder eine Stresssituation gegeben und er hat auch wieder mit Nesselfieber reagiert, jedoch sehr, sehr viel schwächer. Außerdem blieben die Atemwege verschont. Natürlich weiß man nie, ob es jetzt wahrhaftig an Ling Zhi liegt, aber insgesamt bekommt er ihm sehr gut (wenig Infekte und diese dann harmloser als sonst), deshalb könnte ich es mir vorstellen."

33 In einigen Heilungsberichten wird für Ling Zhi die japanische Bezeichnung *Reishi* benutzt. Um unnötige Unklarheiten und Begriffsverwirrungen zu vermeiden, sind sie hier einheitlich durch die Bezeichnung *Ling Zhi* ersetzt worden.

Fibromyalgie, Bluthochdruck

- „Hier eine kleine Zwischenmeldung bezüglich der Hypertonie und Fibromyalgie meiner Mutter und ein großes Dankeschön für Ihre Empfehlungen. Meiner Mutter geht es jetzt seit der Einnahme von Ling Zhi viel besser. Der Blutdruck ist ein wenig gesunken und die Fibromyalgieschmerzen sind wesentlich besser. Sie hat mehr Kraft und Lebensfreude und fühlt sich wohl.

Heuschnupfen

- „...Ebenfalls sehr gute Erfahrungen habe ich im Sommer mit meinem Heuschnupfen gemacht. Ich habe Ling Zhi eingenommen. Es war der erste Sommer, in dem ich kaum Beschwerden hatte. Bisher musste ich immer über einen längeren Zeitraum Tabletten einnehmen und konnte kaum ohne Augen- und Nasentropfen auskommen."

Gebärmuttermyom

- „Ich habe mit Erfolg ein Myom[34] in meiner Gebärmutter seit zwei Monaten mit Ling Zhi behandelt . Das Myom ist kaum noch tastbar. In nächsten Monat wird meine Frauenärztin noch ein Ultraschallbild machen lassen. Ich bin davon überzeugt, man wird nichts mehr finden!"

Selbst Berichte über die erfolgreiche Anwendung von Ling Zhi bei Tieren liegen vor. Ein krankes Pferd, dem kein Tierarzt mehr helfen konnte, sollte schon eingeschläfert werden. Mit Hilfe von Ling Zhi kam es innerhalb kurzer Zeit im wahrsten Wortsinne wieder auf die Beine und war den Kindern, denen es gehörte, noch lange Zeit ein treuer Begleiter und Spielgefährte.

Ling Zhi bei Umweltproblemen

Allein in der Textilindustrie werden weltweit mehr als 150.000 verschiedene Farbstoffe zum Färben von Textilien eingesetzt. Die Stoffe

34 Ein Myom ist eine gutartige Geschwulst im Muskelgewebe.

binden jeweils nur einen geringen Teil der Farben. Der überwiegende Teil der Färbemittel wird ausgewaschen. Dazu sind gewaltige Mengen Wasser notwendig, die anschließend eine Belastung für die Umwelt darstellen. Fast überall in der Welt steht heute Wasser aber nur in begrenzten Mengen zur Verfügung. Deshalb ist es besonders wichtig, das farbhaltige Wasser zu reinigen, damit es anschließend wieder genutzt werden kann. Dr. Georg Gübitz, Biochemiker am Institut für Mikrobiologie an der Technischen Universität in Graz, hat sich jahrelang mit Forschungen über Holzpilze und deren Einsatzmöglichkeiten befasst. Er fand heraus, dass der Ling Zhi ein Enzym ausscheidet, welches Holz zersetzt. Ebenso gut ist dieses Enzym imstande, als Biokatalysator zu wirken und Wasser von Farbrückständen zu reinigen. In einem Interview erklärt Dr. Gübitz: „Technisch gesehen ist der Einsatz solcher Biokatalysatoren absolut möglich und er macht auch Sinn. Denn es liegt eben im Wesen des Katalysators, eine bestimmte Wirkung zu zeigen, ohne dass er gleich selbst verbraucht würde“[35] – eine Eigenschaft, die für die industrielle Nutzung aus Kostengründen von entscheidender Bedeutung ist.

Nebenwirkungen?

In der ersten Zeit nach Beginn der Einnahme von Ling Zhi kann es vorkommen, dass die ursprünglich vorhandenen Krankheitssymptome zunächst verstärkt auftreten. Das lässt sich, wie auch bei anderen Naturheilmethoden, durch den Reinigungsprozess erklären, den Ling Zhi in Gang setzt. Farbe und Geruch des Stuhls und Urins können sich verändern. Bei einigen wenigen Menschen kommt es anfangs auch zu leichtem Durchfall, zu Hautunreinheiten und verstärktem Schwitzen. Das alles ist ein Zeichen, dass Schadstoffe aus dem Körper ausgeschwemmt werden. Ein erwünschter Reinigungsprozess kommt in Gang. Er ist völlig natürlich und sollte auf keinen Fall mit unerwünschten Nebenwirkungen verwechselt werden. Sie sind bei Ling Zhi völlig unbekannt.

---

35 Interview mit Dr. Georg Gübitz, in Bankhofer/Dolinschek/Hörtnagel 2005, 87, 88

Anwendungsmöglichkeiten, Produkte, Dosierung

Genaue Dosierungsanleitungen lassen sich schwer allgemein geben. Die Dosierung hängt ab von dem, was man erreichen möchte und wie schnell. Liegen bereits ernsthafte Gesundheitsstörungen vor, so empfiehlt sich eher eine höhere Dosierung als bei einer vorbeugenden Anwendung. Im Allgemeinen bewegt sich die Dosierung zwischen ein bis drei gestrichen vollen Teelöffeln Ling Zhi als Schrot verwendet, über den Tag verteilt. Eine höhere Dosierung ist aber problemlos möglich. Sie führt zu keinerlei schädlichen Nebenwirkungen, von den beschriebenen denkbaren, aber harmlosen Erstverschlimmerungen einmal abgesehen, die anfangs auftreten können.

Nehmen Sie Ling Zhi als Tabletten ein, so empfiehlt sich eine Dosierung von 1 bis 3 Tabletten über den Tag verteilt. Hinweise auf geeignete Bezugsquellen und Preise finden Sie am Schluss dieses Buches.

Kapitel 3

Jiaogulan – Pflanze der Unsterblichkeit

Eine kraftvolle Heilpflanze wird wiederentdeckt

Wirklich bekannt wurde das „Wunderkraut" Jiaogulan erst vor rund zwanzig Jahren. Bis dahin galt es eher als Geheimtipp in der Bevölkerung einiger Provinzen in Südchina. Bei den Menschen dort fiel auf, dass es unter ihnen ungewöhnlich viele Hundertjährige gab. Außerdem lag die Krebsrate dort weit unter dem landesüblichen Durchschnitt.

So kam es, dass ein Forscherteam aus sechzehn Wissenschaftern unterschiedlicher Fachrichtungen an der Medizinischen Hochschule in Guiyang damit begann, die heilende Wirkung von Jiaogulan (sprich: Dschogulan) näher zu erforschen. Die Ergebnisse waren verblüffend: Jiaogulan entpuppte sich als Adaptogen mit hoher gesundheitlicher Wirkung. Erstaunlicherweise fand sich darin eine Reihe ähnlicher Wirkstoffe wie in Ginseng, allerdings teilweise in weit höherer Dosierung – und das, obwohl die Pflanze botanisch mit dem Ginseng überhaupt nichts zu tun hat.

Jiaogulan *(Gynostemma pentaphyllum)* ist eine Rankpflanze. Sie gehört zur Familie der Kürbisgewächse, obwohl sie äußerlich ganz anders aussieht. In freier Natur kommt sie in einigen Gegenden Chinas vor, aber auch in Japan und in etlichen weiteren Ländern Asiens.

Gegenüber Ginseng hat Jiaogulan einen ganz entscheidenden Vorteil: Man kann die Blätter Jahr für Jahr von wild wachsenden Pflanzen ernten. Dagegen braucht Ginseng im Anbau mindestens fünf bis sechs Jahre lang sorgfältige Pflege, ehe die Wurzeln genügend von den wertvollen Ginsenoiden gespeichert haben und geerntet werden können.

Als Ginsenoide bezeichnet man eine Gruppe von Saponinen, die man erstmals im Ginseng als Wirkstoffe herausfinden konnte. Saponine sind pflanzliche Glykoside, in der Natur vorkommende Zuckerverbindungen, die sich oft in heilenden Pflanzen finden. Inzwischen gilt Jiaogulan dem Ginseng gegenüber sogar als überlegen, seit man in der Rankpflanze zusätzlich 82 weitere Saponin-Wirkstoffe feststellen konnte, die in Ginseng nicht enthalten sind.[36] Die Ginsenoide sind bekannt für ihre positive Wirkung auf das Immunsystem. Außerdem bewirken sie eine Steigerung der Vitalität und der Potenz, stärken die körpereigene Abwehr, neutralisieren Freie Radikale, wirken stärkend auf das Herz-Kreislauf-System, senken zu hohen Cholesterinspiegel und spielen bei der begleitenden Krebstherapie und der Anti-Stress-Behandlung eine zunehmend wichtige Rolle.

Hinzu kommt als weiterer Vorteil: Jiaogulan kann man leicht selbst als Topfpflanze in der Wohnung und als Rankgewächs im Garten züchten. Jiaogulan wird in amerikanischen Krankenhäusern bereits mit Erfolg zur Heilbehandlung eingesetzt[37] und neuerdings auch in Deutschland in speziellen Gärtnereien und auf Märkten angeboten.[38]

---

36 Takemoto 1983, 103 (2), 173-185

37 Blumert/Liu 2007, 14

38 Anschriften von Gärtnereien, über die Sie Jiaogulan beziehen können, finden Sie am Schluss dieses Buches.

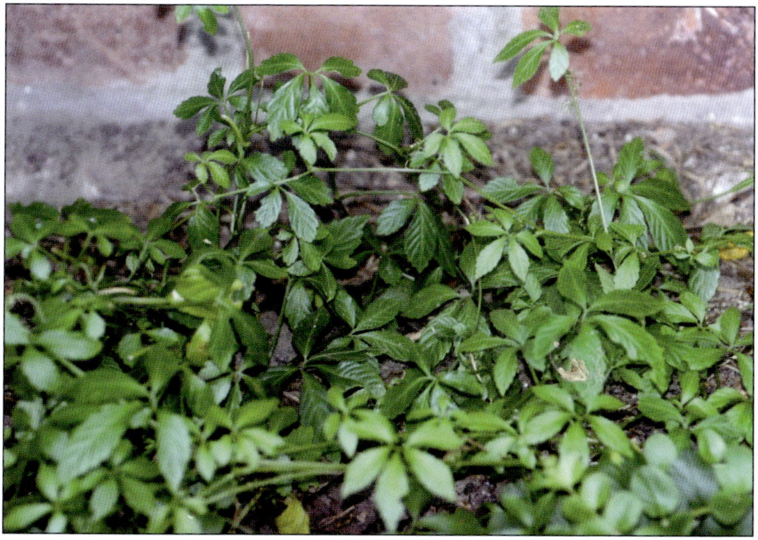

Abb. 6: Die fünfblättrige Jiaogulanpflanze (Gymostemma pentaphyllum): In der Natur wächst sie am besten an geschützten, warmen und halbschattigen Orten

Jiaogulan und seine Geschichte

Zwar wächst Jiaogulan in etlichen Ländern Asiens. Doch die ältesten Überlieferungen über die Rankpflanze und ihre Anwendung stammen aus China. In einem 1406 entstandenen Heilmittelbuch ist die Pflanze erstmals beschrieben und abgebildet. Der Verfasser schildert sie aber lediglich als Wildgemüse, das sich als Nahrungsmittel bei Hungersnöten eignet.[39] Später, im Jahre 1578, beschreibt der in der chinesischen Medizin bekannte Kräuterdoktor Li Shi-Zhen die Pflanze ausführlich in seinem Klassiker, dem „Kompendium der Heilmittel". Er empfiehlt Jiaogulan als Mittel bei blutigem Urin, bei Schmerzen und Ödemen im Rachen, bei Halsentzündungen, Tumoren und Verletzungen.

39 Cheng et. al. 1990, 21(9), 424

In der Volksmedizin nutzte man die Pflanze seit Jahrhunderten in den Bergregionen im Süden Chinas, dort nämlich, wo sie natürlicherweise wächst. In Zentralchina, wo sich die Traditionelle Chinesische Medizin (TCM) entwickelte, kannte man Jioagulan nicht. Deshalb ist es in den frühen Standardwerken der TCM nicht enthalten und relativ spät erst bekannt geworden. Ein erfahrener Experte der TCM beschreibt die Pflanze als süß, leicht bitter, neutral und warm. Er empfiehlt die Anwendung, um die Widerstandskraft gegen Infektionen zu erhöhen und Entzündungen zu heilen.

In Südchina verwendet die Bevölkerung Jiaogulan traditionell als belebendes und energetisierendes Mittel in Form von Tee. Ihn trank man vor der Arbeit, um die Kraft und Ausdauer zu steigern. Nach Feierabend trank man ihn gegen die Müdigkeit. Darüber hinaus nutzte man die Pflanze, um sich gesund zu halten und als Verjüngungselixier. Auch als Mittel gegen Erkältungen und andere Infektionskrankheiten setzte man sie ein. Sie erhielt in der Bevölkerung den Namen „Pflanze der Unsterblichkeit". Man verglich sie mit Ginseng. Bekannt und durch Forschungsergebnisse belegt ist, dass in der südlichen Region Chinas, in der die Bevölkerung die Gewohnheit hat, Jiaogulan-Tee zu trinken, auffallend viele Menschen älter als 100 Jahre werden.

Erste Forschungsergebnisse

1972 führte eine chinesische Forschergruppe eine Untersuchung über die heilende Wirkung von Jiaogulan an 537 Kranken durch, die unter chronischer Bronchitis litten. Die Ergebnisse waren so günstig, dass man Jiaogulan in das Standard-Lexikon der chinesischen Heilmittel aufnahm. Seine Wirkung beschreibt es als „entzündungshemmend, zur Entgiftung des Organismus, Husten lindernd, Schleim lösend – als Mittel gegen chronische Bronchitis." Nach mündlichen Überlieferungen verwendet man Jiaogulan traditionell außerdem als Mittel gegen Herzrasen und gegen chronische Müdigkeit. Ähnliche Anwendungsberichte liegen übrigens auch aus Japan vor, wo man aus der Rankpflanze einen süßlich schmeckenden heilenden Tee zubereitet. Die frischen Blätter verwendet man dort auch als Wildgemüse.

1984 begann eine Forschergruppe um Dr. Tsunematsu Takemoto mit Versuchsreihen, die das Ziel hatten, die gesundheitlichen Wirkungen von Jiaogulan näher zu bestimmen. Die Wissenschafter konnten feststellen, dass die Pflanze die Kraft und Ausdauer bei sportlichen Aktivitäten deutlich erhöhte.[40] Außerdem zeigte sich: Jiaogulan hemmt das Wachstum von Tumoren und stärkt die körpereigene Abwehr des menschlichen Organismus.[41]

Jiaogulan wird inzwischen in China und in den USA offiziell an Kliniken und anderen medizinischen Einrichtungen angewandt. Man entwickelte Voraussetzungen für den Anbau von Jiaogulan in Kulturen. Bislang sind mehr als 300 wissenschaftliche Beiträge über Jiaogulan in anerkannten Fachzeitschriften erschienen. Ein ständig wachsender Anteil der Bevölkerung in China und Japan wendet Jiaogulan regelmäßig an.

In den westlichen Ländern steht die Verbreitung noch am Anfang. Doch der Bekanntheitsgrad wächst auch hier stetig. Bezeichnenderweise verbreitet sich das Wissen um die heilende und vitalisierende Kraft der Pflanze hierzulande weniger über die Wissenschaft, sondern vor allem über alternative volksheilkundliche Initiativen.

Aussehen, Geschmack, Lebensbedingungen

Die Rankpflanze Jiaogulan gehört zur Familie der Gurkengewächse und Melonen. Doch sie trägt nicht deren Früchte. Allein in China gibt es mehr als dreißig verschiedene Varianten. Die meisten davon wachsen wild im Süden des Landes. Manche Unterarten sind dreiblättrig, fünfblättrig oder siebenblättrig. Am weitesten verbreitet ist die fünfblättrige Pflanze (Gynostemma pentaphyllum). Sie wächst außer in China auch in Bangladesch, Indien, Japan, Korea, Laos, Burma, Nepal, Sri Lanka und Vietnam. Alle Varianten verwendet man als Heilkräuter. Sie enthalten sehr ähnliche Wirkstoffe. Die meisten wissenschaftlichen Untersuchun-

40 Arichi et. al. 1985, 60, (105), 626
41 Blumert/Liu 2007, 43

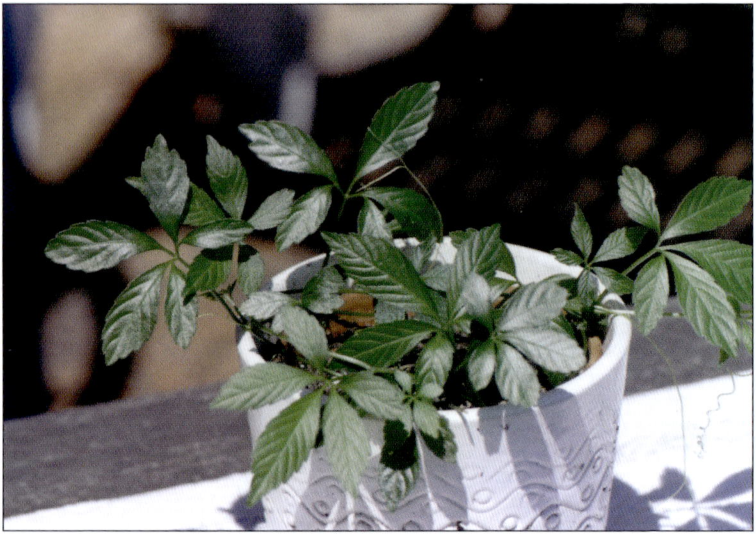

Abb. 7: Jiaogulan läßt sich aber auch gut in der Wohnung ziehen. Als Zimmerpflanze bleibt sie das ganze Jahr grün.

gen sind mit der fünfblättrigen Jiaogulanpflanze durchgeführt worden. Sie bekommt man auch in Deutschland in speziellen Gärtnereien oder auf Märkten zu kaufen.

Jiaogulan ist eine Kletterpflanze. Wild wächst sie auf Bergen wie in Tälern in Höhen zwischen 300 und 3200 Metern. Sie rankt sich selbstständig an Mauervorsprüngen, Stangen und anderen Kletterhilfen empor. Man kann sie an Zäunen entlang klettern lassen. Draußen in der Natur gedeiht sie am besten an geschützten, warmen und halbschattigen Orten. Sie braucht feuchten, humusreichen Boden. Kaltes Klima, in dem die Temperaturen unter den Gefrierpunkt fallen, liebt sie nicht allzu sehr. Im Herbst zieht sie ihre Blätter ein, treibt aber im Frühjahr neu aus. Man sollte den Boden um ihre Wurzeln in unserem Klima den Winter über mit Laub oder Mulch bedecken, damit ihre Wurzeln nicht durch starken Frost leiden.

Die Jiagolanpflanze lässt sich aber auch gut im Gewächshaus oder in der Wohnung ziehen. Sie sollte dort stets warm und nicht zu trocken gehalten werden. Züchtet man sie als Zimmerpflanze, so verliert sie ihre Blätter im Winter nicht, sondern bleibt das ganze Jahr hindurch grün.

Die Pflanze bildet unterirdische Wurzelstöcke. Aus ihren Stängeln heraus entwickeln sich Kletterranken, mit denen sie sich festhält. An den Stielansätzen bilden sich dichte Strukturen, die wie gekräuseltes Haar aussehen. Ihre Blätter sehen oval aus. Ihre Ränder sind gezackt. An ihrem Saum wachsen hauchfeine helle Härchen. Im Sommer erscheinen an den weiblichen Pflanzen hellgelbe Blüten und später Beeren, die sich schwarz färben, wenn sie trocknen. Sie enthalten Samen, aus denen man neue Pflanzen züchten kann.

Jiaogulan aussäen

Will man die Rankpflanze durch Samen vermehren, so weicht man die Samenkörner am besten erst einmal in lauwarmem Wasser ein, bis sie sich voll gesaugt haben. Dann legt man sie an einem warmen, halbschattigen Ort in den Boden und bedeckt sie mit etwas Erde.

Vermehren durch Stecklinge

Einfacher und schneller geht die Vermehrung durch Stecklinge. Dazu schneidet man von einer Jiaogulanpflanze einige etwa fünf bis sechs Zentimeter lange Rankenspitzen ab und stellt sie etwa drei Wochen lang in einem Glas Wasser auf die Fensterbank. Wenn die Ranken Wurzeln bilden, pflanzt man sie in Blumentöpfe. Die Erde sollte regelmäßig feucht gehalten und ab und zu gedüngt werden. Wenn Sie festen Dünger benutzen, sollte er in geringer Menge etwas entfernt von den Wurzeln um die Pflanze gelegt werden, damit er nicht direkt mit den zarten Wurzeln in Berührung kommt.

Sobald sich das Wurzelsystem ausgebildet hat, wächst die Pflanze schnell, bis zu sechs cm pro Tag. Bald bilden junge Pflanzen mehrere

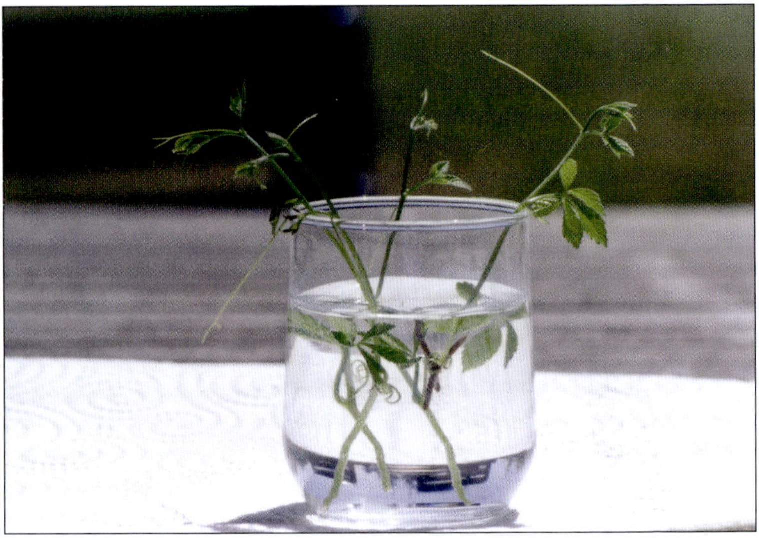

Abb. 8: Jiaogulanpflanzen lassen sich problemlos durch Stecklinge vermehren. Dazu schneidet man einige Rankenspitzen ab und stellt sie in einem Glas Wasser auf die Fensterbank, bis die Ranken Wurzeln treiben.

Triebe aus, so dass man schon nach wenigen Monaten damit beginnen kann, ihre Blätter zu ernten.

Die Anbaumethoden sind in China, Korea und Japan inzwischen intensiv erforscht worden. Experten dort haben herausgefunden, welche Anbauvarianten, Schnitttechniken und Erntemethoden für einen professionellen Anbau den besten Erfolg versprechen. Man hat festgestellt, dass gezüchtete Jiaogulanpflanzen im Frühsommer die höchste Konzentration an Gypenosiden erreichen. Bei Wildpflanzen ist dagegen der August die beste Erntezeit.

Jiaogulan gegen typische Zivilisationskrankheiten

Forscher an der Loma Linda Universität in Kalifornien haben herausgefunden, dass die in Jiaogulan enthaltenen Gypenoside stark antioxidative Wirkung haben. Die Ergebnisse mehrerer Studien zeigen: Man kann die Rankpflanze mit Erfolg unter anderem bei Entzündungsprozessen, Gefäßverengungen, Herzinfarkt und Schlaganfall anwenden oder um gegen Senilität vorzubeugen und den Alterungsprozess zu verlangsamen. Die Anwendung verlief Erfolg versprechend u. a. bei Krebs, Arteriosklerose, Diabetes, Durchblutungsstörungen, Krankheiten der Leber, Arthritis, Entzündungen und allgemeinen Folgen des Alterungsprozesses.[42]

Eine klinische Studie mit 80 Patienten an der Medizinischen Hochschule in Guiyang zeigte, dass sich die Folgen von chronischen Fluorvergiftungen durch die in Jiaogulan enthaltenen Gypenoside deutlich besserten. Ebenso gelang es, durch Gypenoside Alterserscheinungen erfolgreich zu bekämpfen.[43]

Wirksame Anpassungshilfe gegen Stress

Zahlreiche Umwelteinflüsse und psychische Belastungen führen zu einer Störung des inneren Gleichgewichts im Organismus. Dadurch können Krankheiten als Stressfolgen entstehen, wie zum Beispiel Magengeschwüre, Bluthochdruck, Nervenschmerzen oder psychische Störungen.

Chinesische Wissenschafter fanden heraus, dass Jiaogulan als Adaptogen in zwei Richtungen auf das zentrale Nervensystem wirkt: Einmal führt es zu einer Nervenberuhigung bei Zuständen von Überreiztheit. Zum anderen wirkt es anregend, wenn man mehr Energie braucht. Es normalisiert die Tätigkeit des zentralen Nervensystems und des Hormonsystems in beiden Richtungen und verbessert das Zusammenspiel der inneren Organe. Dadurch erhöht sich die Widerstandskraft des Organismus gegen Stress und schädliche Krankheitseinflüsse.

Eine Untersuchung an der Medinischen Hochschule von Guiyang konnte nachweisen, dass Jiaogulan bei Schlaflosigkeit auf Grund von Sorgen und Überreiztheit zu einer deutlichen Besserung führt. Die Er-

42 Li et. al. 1993, 8 (3), 263-272

43 Lu et. al. 1998, 22 (3), 25; Liu et. al. 1994, 19 (1), 17; Zang et. al. 1998, 17 (4), 234

folgsquote bei der untersuchten Gruppe von 112 Patienten reichte von 89 bis 95 Prozent.[44]

Leistungssteigerung bei Spitzensportlern

In einer klinischen Untersuchung testeten Wissenschafter ebenfalls an der Medizinischen Hochschule von Guiyang mehr als 300 Profi-Leistungssportler, unter ihnen auch Mitglieder der chinesischen nationalen Eiskunstlaufmannschaft. Sämtliche untersuchten Sportler berichteten, dass sie sich nach Einnahme von Jiaogulan vor Wettkämpfen energiegeladener und wacher fühlten. Ihre Reaktionsfähigkeit verbesserte sich. Nervosität und Lampenfieber gingen deutlich zurück, während sich bei einer Kontrollgruppe ohne Jiaogulan keine Veränderungen zeigten.[45]

Wahrscheinlich lässt sich das hervorragende Abschneiden der chinesischen Sportler bei den Olympischen Spielen außer auf eisenharte Trainingsmethoden auch auf das Inanspruchnehmen solcher natürlichen Hilfen zurückführen. Allerdings dringt davon kaum je etwas in die Öffentlichkeit. Und Dopingskandale sind nicht zu erwarten, da eine Nahrungsergänzung durch pflanzliche Mittel wie Jiaogulan nicht gegen Dopingverbote verstösst.

Verbesserung der Herz-Kreislauffunktionen

In klinischen Testreihen konnte nachgewiesen werden, dass Jiaogulan die Fähigkeit des Herzmuskels verstärkt, sich zusammenzuziehen. Die Pumpleistung des Herzens ließ sich so verbessern. Insgesamt erhöhte sich die Leistungsfähigkeit bei Sportlern ebenso wie bei Versuchsteilnehmern mit normalem Gesundheitszustand unter Einnahme von Jiaogulan.[46]

44 Liu et. al. 1993, 18 (3), 146
45 Zhang et. al. 1993, 18 (4), 261; Zhou et. al. 1993, 18 (4), 261
46 Zhou et. al. 1993, 18 (4), 261

Blutdruck senkende Wirkung

Untersuchungen am Vanderbilt University Medical Center in den USA und aus China ergaben, dass Jiaogulan eine deutlich Blutdruck senkende Wirkung bei 82 Prozent der Versuchsteilnehmer hatte. Teilnehmer der drei Monate lang als Doppelblindstudie durchgeführten klinischen Untersuchung waren 223 Patienten mit essentiellem Bluthochdruck.[47]

Jiaogulan gegen Arteriosklerose

Zahlreiche Untersuchungen bestätigen, dass Jiaogulan die Werte für Cholesterin, die Triglyceride und das „ungesunde“ LDL senkt. Dagegen erhöht es den Anteil an „gutem“ HDL. Dieses hilft dabei, Cholesterin aus den Adern herauszubefördern. In der medizinischen Fachliteratur Chinas finden sich zu diesem Thema mehr als 20 Beiträge, welche die Ergebnisse von Untersuchungen mit insgesamt 980 Patienten beschreiben. Bei 67 bis 93 Prozent der Teilnehmer ließ sich eine deutliche Verbesserung ihrer Blutfettwerte durch Jiaogulan erreichen.[48] Zu hohe LDL-Werte bei zu niedrigem HDL-Anteil gelten als Risikofaktor für Arterienverkalkung.

Jiaogulan gegen Herzinfarkt und Schlaganfall

Mehrere Laboruntersuchungen und klinische Tests ergaben, dass Jioagulan in der Lage ist, bestehende Verklumpungen von Blutplättchen aufzulösen und der Bildung von Thrombosen entgegen zu wirken . Damit kann man zugleich der Gefahr von Herzinfarkten und Schlaganfällen begegnen, die durch Thrombosen in den Gefäßen des Gehirns und in den Herzkranzgefäßen entstehen.[49]

---

47 Tanner et. al. 1999, Oct. 3 (5), 359-365; Lu et. al. 1996, 20, 1
48 Yu 1993, 15 (3), 21; Blumert/Liu 2007, 66
49 Yu et. al. 1995, 29 (3), 246

Stärkung der Immunabwehr bei Krebserkrankungen

Jiaogulan wirkt sich positiv auf den Blutbildungsprozess im Körper aus. Mehrere klinische Forschungsergebnisse zeigen, dass sich durch Einnahme von Jiaogulan die Zahl der weißen Blutkörperchen in eindrucksvoller Weise bei Krebspatienten erhöht, die mit Chemotherapie und Bestrahlung behandelt werden. Auf diese Weise haben die Kranken bessere Chancen, wieder gesund zu werden. Bei 93 Prozent der mit Jiaogulan Behandelten konnte schon nach vier bis fünf Tagen ein eindeutiges Ansteigen der Leukozytenwerte beobachtet werden.[50]

An der Medinischen Hochschule in Schanghai fand eine Forschergruppe heraus, dass Jiaogulan die Immunabwehr bei Lungenkrebspatienten deutlich erhöht, die mit Bestrahlung und Chemotherapie behandelt wurden. Die Patienten erhielten 60 Tage lang dreimal täglich 80 mg Jiaogulan-Tabletten. Ihre Immunabwehr erhöhte sich, während sie bei einer Kontrollgruppe ohne Behandlung mit Jiaogulan in dieser Zeit sank. Nach einem Jahr zeigte sich, dass bei der Jiaogulangruppe seltener Metastasen auftraten, das Wachstum der ursprünglichen Tumore häufiger zurückging und die Überlebensrate ebenfalls besser war.[51]

Anhand von Versuchen mit isolierten menschlichen Krebszellen stellten chinesische Forscher fest, dass Jiaogulan, Ginseng und einige weitere chinesische Heilpflanzen nicht nur die körperliche Widerstandskraft erhöhen, sondern auch eine direkte tumorhemmende Wirkung haben.[52]

Jiaogulan gegen Diabetes

Eine Forschergruppe in China behandelte 64 Patienten mit Diabetes mellitus, indem sie ihnen acht Wochen lang Jiaogulan gab. Dabei sanken die erhöhten Blutzuckerwerte ebenso wie die Werte für Cholesterin, Triglyceride und LDL auf ein normales Maß. Dagegen stiegen die Werte für

50 Liu et. al. 1992, 7 (2), 99

51 Qian et. al. 1995, 22 (5), 363-366

52 Han et. al. 1995 Mar, 15 (3), 147-149

das „gute" HDL an. Bei 89,1 Prozent der Patienten zeigten sich deutliche Verbesserungen.[53] Eine zweite Studie, durchgeführt mit achtzig Patienten vom Diabetestyp 2, ergab ähnlich eindrucksvolle Verbesserungen.[54]

Hilfe bei Lebererkrankungen

In einer klinischen Studie aus dem Jahr 1994 behandelte man 100 Patienten mit Hepatitis B drei Monate lang mit Jiaogulan. Bei mehr als 89 Prozent der Kranken trat eine deutliche Verbesserung ihres Zustands ein.[55] Eine andere Studie konnte 1997 diese Wirkung an 200 Hepatitis B-Patienten bestätigen.[56]

Chronische Bronchitis

Am längsten bekannt ist die Wirkung von Jiaogulan bei chronischer Bronchitis. In der Traditionellen Chinesischen Medizin lag hier eines der Hauptanwendungsgebiete für Jiaogulan. Eine klinische Untersuchung an 86 Patienten mit chronischer Bronchitis ergab Verbesserungen bei 93 Prozent der Kranken.[57] Eine nachfolgende weitere Untersuchung an 96 Patienten bestätigte dieses Ergebnis. Hier erreichten 92 Prozent der Kranken aus der Versuchsgruppe eine deutliche Besserung ihres Zustands.[58]

Angesichts der Vielzahl der Forschungsergebnisse von Medizinischen Hochschulen in China und vereinzelt auch aus den USA zeichnet sich ab, dass Jiaogulan bereits an Krankenhäusern erfolgreich ergänzend zur schulmedizinischen Behandlung eingesetzt wird. In Europa sieht man bislang offenbar keinen Handlungsbedarf.

---

53 Cheng et. al. 1997, 10 (19), 1879
54 Wu et. al. 1997, 13 (6), 7
55 Zhu 1994, 13 (3), 7
56 Ma et. al. 1997, 6 (1), 48
57 Liu 1993, 9 (4), 11
58 Hu et. al. 1996, 4, 136

Produktformen, Anwendung

Jiaogulan gibt es in unterschiedlichen Produkten im Handel: als Tabletten, Kapseln, Tee und Schrot.

Jiaogulan-Tee wird manchmal aus der ganzen Pflanze hergestellt, die man zerkleinert. Im Allgemeinen verwenden die Hersteller aber nur die Blätter. Sie enthalten die höchste Konzentration an wertvollen Saponinen.

Die unterschiedlichen Arten von Jiaogulan unterscheiden sich nicht nur in ihrem Saponingehalt, sondern auch im Geschmack. Manche der Jiaogulan-Tees schmecken süß, andere eher bitter. Meist findet man im Handel die bitteren Sorten. In Teebeuteln erhält man sie in den USA und in den europäischen Ländern vor allem in Asia-Märkten und im Versandhandel. (Quellenangaben finden Sie am Schluss dieses Buches).

Viele Menschen trinken Jiaogulan-Tee täglich, oftmals ein Leben lang aus Gewohnheit oder zur Anregung und Gesunderhaltung. Sie berichten von gesteigerter Vitalität und Ausdauer, weniger Müdigkeit und Erschöpfung, besserem Schlaf und besserer Widerstandskraft gegen Krankheiten.

Der Nachteil bei der Einnahme als Tee: Man kann nicht ausschließen, dass durch das Erhitzen wichtige Inhaltsstoffe ganz oder teilweise zerstört werden. Außerdem ist nicht sicher, ob auch alle Wirkstoffe tatsächlich wasserlöslich sind.

Jiaogulan als Kräuterschrot eignet sich besonders gut zum Einnehmen. Zur Herstellung werden fast ausschließlich die Blätter der Pflanze verwendet. Sie enthalten am meisten an wertvollen Inhaltsstoffen. Bei der Herstellung trocknet man die Blätter schonend bei Temperaturen, die nicht mehr als 35 Grad Celsius erreichen. So bleiben die wertvollen Inhaltsstoffe voll erhalten. Anschließend schrotet man die Blätter und lässt sie mit Hilfe fein aufeinander abgestimmter Enzyme langsam reifen. So kann sie der menschliche Körper besonders gut erschließen.

Dosierung

Von dem Jiaogulan-Tee trinkt man am besten ein bis drei Tassen pro Tag, wenn es darum geht, die Gesundheit zu erhalten und den Alterungsprozess zu verlangsamen. Soll eine Heilwirkung bei bereits eingetretenen Gesundheitsstörungen erreicht werden, so lässt sich die Dosierung problemlos erhöhen.

Von dem Kräuterschrot nimmt man am besten einen gestrichenen bis gehäuften Teelöffel voll täglich. Das entspricht einer Menge von mindestens 100 mg an Gypenosiden.

Das Kräuterschrot kann man pur einnehmen und etwas Wasser nachtrinken, damit es sich besser im Mund auflöst. Viele Menschen rühren das Schrot in Speisen ein, in Naturjoghurt oder Apfelmus beispielsweise.

Zur gezielten Behandlung von Gesundheitsstörungen, wie sie in diesem Buch angegeben sind, wird eine Dosierung von dreimal 20 mg Gypenosiden täglich empfohlen. Diese Dosierung kann in Krankheitsfällen problemlos auf drei mal 60 mg Gypenoside erhöht werden.[59]

59 Blumert/Liu 2007, 108

Kapitel 4

Ginseng – Wurzeln voller Lebensenergie

Zauberwurzel Ginseng

Lange Zeit stellte die westliche Medizin Akupunktur und Moxibustion ebenso in Frage wie die Wirksamkeit der Ginsengwurzel (Panax ginseng). Wie kann es auch möglich sein, dass diese von Legenden umrankte, menschenähnliche Wurzel alle Körperfunktionen anregt, das Blut reinigt, die Nerven stärkt und zugleich bei Herzbeschwerden, Kurzatmigkeit, Verdauungsbeschwerden, ja selbst bei Krebs hilft? Außerdem soll Ginseng düstere Gemütsstimmungen aufhellen, schlechte Ausdünstungen verhindern und das zwischenmenschliche Verständnis fördern. Müssen angesichts solcher Wunderwirkungen nicht jedem vernünftigen Menschen Zweifel kommen?

Sicher: Man hat Analysen durchgeführt. Sie bestätigen mehr als ein Dutzend verschiedene schäumende Substanzen, die man als Ginsenoide bezeichnet. Aber sie allein könnten die ungewöhnlich vielseitigen Wirkungen nicht erklären, wären da nicht die seit Jahrtausenden belegten empirischen Erfahrungen der chinesischen Medizin!

Schon das *Pen Ts'au des Shen Nung*, das älteste Kräuterbuch der Chinesen (um 2800 v. Chr.), unterscheidet drei Arten von Heilkräutern: Himmlische, menschliche und irdische Arzneimittel.

Ginseng zählt zu den himmlischen. Sie sind nicht giftig und wirken stärkend auf den gesamten menschlichen Organismus. „Sie dürfen so lange eingenommen werden, wie man es für gut findet, sie können nicht schaden."[60] Die menschlichen Kräuter dagegen wirken auf die Körperfunktionen ein. Einige von ihnen sind giftig, andere nicht. Sie werden eingenommen, wenn man sich von einer Krankheit befreien will, um wieder neue Kräfte zu gewinnen. Die irdischen Kräuter schließlich wirken heftig auf die Körperfunktionen ein. Sie sind giftig (z.B. Eisenhut oder Rhabarberwurzel) und werden nur in akuten Notfällen verwendet.

Wie Ginseng am besten wächst

Die Ginsengpflanze ist ein besonders edles Gewächs, eben ein Star unter den Pflanzen. Sie erbringt Spitzenleistungen auf dem Gebiet des pfanzlichen Heilwesens. Aber sie stellt zugleich hohe Ansprüche an Klima, Bodenqualität und Zuwendung. Wer ihr diese Ansprüche nicht erfüllt, dem verweigert sie sich.

Ausgesprochen wohl fühlt sich die Ginsengpflanze in Höhenlagen zwischen 400 und 700, manchmal selbst bis zu 1000 Metern. Dort herrscht ein Klima, wie sie es liebt: Nicht zuviel Hitze, sondern Durchschnittstemperaturen von 20 bis 25 Grad Celsius im Sommer und 1 bis 14 Grad im Winter. Schnee darf im Winter ruhig fallen. Sie mag ihn, jedenfalls in überschaubaren Mengen. Die für sie idealen Niederschlagsbedingungen liegen im Sommer bei durchschnittlich 1100 bis 1300, im Winter bei 700 bis 2000 Millimetern. Direkte Sonneneinstrahlung mag sie nicht. Sie liebt eher schattige Standorte, um ihre empfindlichen Blätter zu schützen. Deshalb legen die Koreaner ihre Ginsengfelder besonders an nach Norden oder Nordosten hin gelegenen Berghängen mit einem bestimmten Neigungswinkel an. Zusätzlich schirmen sie die Pflanzen mit Strohmatten

60 Schneebeli-Graf 1992, 19

vor der Sonne ab. In ebenem Gelände sind solche Schattenspender noch weit notwendiger. Außerdem muß der Boden wasserdurchlässig sein, um Staunässe zu verhindern. Denn Ginseng mag keine nassen Füße. Die Wurzeln würden sonst leiden.

Ganz allgemein versuchen die Koreaner, ihren Ginseng-Zuchtpflanzen möglichst ähnliche Bodenverhältnisse zu bieten, wie die Wildpflanzen sie früher in den Bergwäldern vorfanden. Dort war der Boden unter den schattigen Baumkronen feucht, aber niemals nass gewesen. Zugleich boten die verrottenen Blätter der Bäume ein gleichbleibend hohes Angebot an Nährstoffen. Die Erde sollte viel Kalium enthalten. Und wichtig ist, dass die oberen Bodenschichten mehr sandig und humusartig, die unteren möglichst lehmig sind. Der ideale Säuregehalt des Bodens liegt bei einem pH-Wert von etwa 5,5 bis 6,0. Die Koreaner vermeiden jede chemische Düngung. Selbst zu starke Mengen an natürlichem Dünger wirken sich schon ungünstig auf die Beschaffenheit der Wurzeln aus. Wichtig sind ausreichend Mineralstoffe. Deshalb mischen die Ginsengfarmer gemahlenes Granitgestein in den Boden.

Als Spitzenstar duldet Ginseng keine anderen Pflanzen neben sich. Niemand darf der Diva ihren Rang streitig machen, nicht einmal das kleinste Wildkräutlein.

Der Boden, auf dem sie sich wohlfühlen soll, braucht erst einmal mehrere Jahre lang eine intensive Ruhe- und Vorbereitungszeit. Während ihres Wachstums entzieht die Ginsengpflanze der Erde so ziemlich sämtliche Nährstoffe. Deshalb müssen nach der Ernte wieder mehrere Jahre vergehen, ehe an derselben Stelle aufs Neue Ginseng angebaut werden kann. Früher wartete man immerhin 10 bis 15 Jahre. Heute genügen, dank ausgeklügelter Anbaumethoden, etwas kürzere Fristen.

Nach wie vor lässt sich Ginseng fast vollständig nur in Handarbeit anbauen. Sie reicht von der Vorbereitung und Bearbeitung des Bodens, über die sorgfältige Pflege der Setzlinge, bis hin zur Ernte der Wurzeln nach vier bis sechs Jahren. Von der Anlage eines Feldes bis zur ersten Ernte vergehen insgesamt rund zehn Jahre. Der Ginsenganbau fordert also nicht nur ein hohes Maß an persönlichem Einsatz, sondern ebensoviel Geduld.

Ginseng-Anbau

Allein schon vier Jahre dauert es, bis eine Ginsengpflanze Samen bildet, die sich zum Züchten neuer Setzlinge eignen. Die Pflanzen blühen Mitte Mai. Danach bilden sich sehr schnell Samen. Sie sehen aus wie Beeren und leuchten schon Mitte Juli in ihrer typischen roten Färbung. Jetzt ernten die Farmer die Beeren, befreien sie vom Fruchtfleisch und waschen und trocknen die Samen. Würde man sie jetzt aussäen, so bräuchten sie bis zum Keimen knapp zwei Jahre. Findigen Farmern ist es jedoch gelungen, diese Zeitspanne beträchtlich zu verkürzen. Sie lagern die Samen in einem feuchten Sandgemisch. So bricht ihre äußerst harte Schale eher auf. Schon im selben Herbst legen sie die vorgekeimten Samen in mit Mulch und tierischem Dung vorbereitete Saatbeete. Im nächsten Sommer schon bricht die Ginsengpflanze mit einem kurzem Stängel aus dem Boden. Er stirbt im Herbst ab und wird per Hand entfernt. Für den Winter erhält das Beet eine schützende Mulchlage. Erst wenn sich im nächsten Jahr der neue Trieb zeigt, wird der Setzling vorsichtig ausgegraben und in ein Wuchsbeet umgepflanzt. Den Boden dieses Beetes hat man bereits zwei Jahre zuvor bis zu fünfzehnmal tief umgegraben, mit wild wachsenden Gräsern versetzt und dann wieder in Ruhe gelassen.

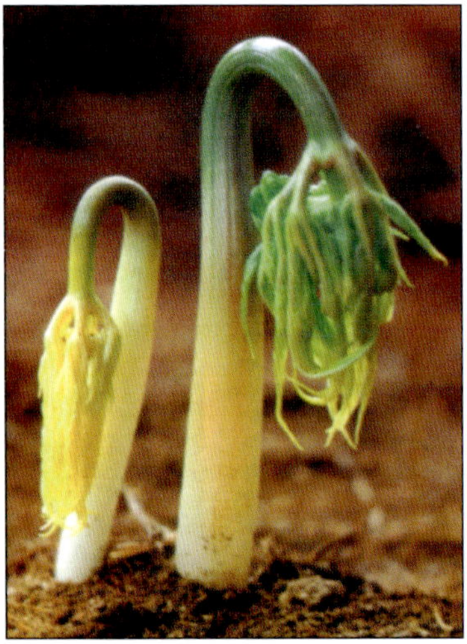

Abb. 9: Ginsengkeimlinge

Die Setzlinge werden danach noch zweimal umgepflanzt, ehe sie bis zur Ernte im Reifebeet bleiben können. Doch auch dann ist weiter jeden Tag intensive Pflege notwendig. Die Beete brauchen eine regelmäßige Bewässerung. Sie müssen von Unkraut und

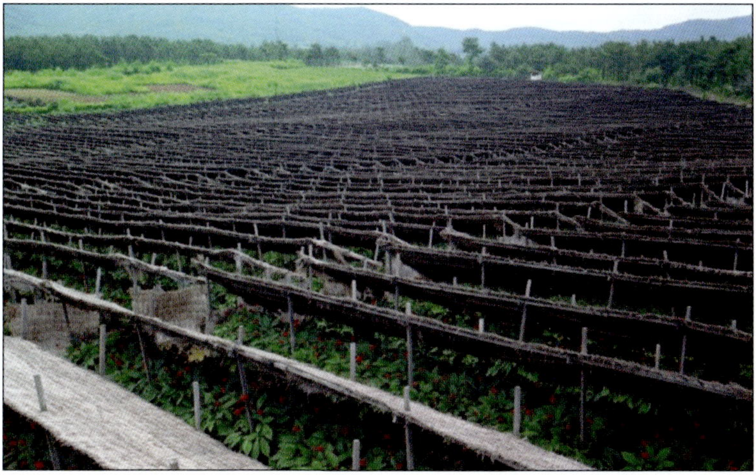

Abb. 10: Ginsengplantage mit Schattendächern zum Schutz vor zu viel Sonneneinstrahlung. Nach dem Umpflanzen aus dem Vorzuchtbeet wachsen die Ginsengpflanzen hier fünf Jahre lang.

Schädlingen freigehalten werden. Beschattungsdächer müssen gebaut und immer wieder neu ausgerichtet werden.

Noch vor wenigen Jahrzehnten brauchten die Ginsengwurzeln sechs Jahre, bis sie ausgewachsen und erntereif waren. Inzwischen gelingt es mit fortgeschrittenen Anbaumethoden, schon nach vier Jahren Wurzeln mit vollwertigem Wirkstoffgehalt zu ernten. In den Erntemonaten Juli und August gräbt man die Wurzeln – wie könnte es anders sein – mit der Hand aus. Dass die Früchte so aufwendiger und komplizierter Anbaumethoden auf dem Weltmarkt nicht gerade für ein Butterbrot zu haben sind, liegt auf der Hand. Dafür gilt der südkoreanische Ginseng weltweit als der beste.

Verarbeiten der Ginsengernte

Sofort nach dem Ernten wäscht man die Ginsengwurzeln in frischem Wasser. Früher ließ man sie anschließend in der Sonne trocknen. Heute

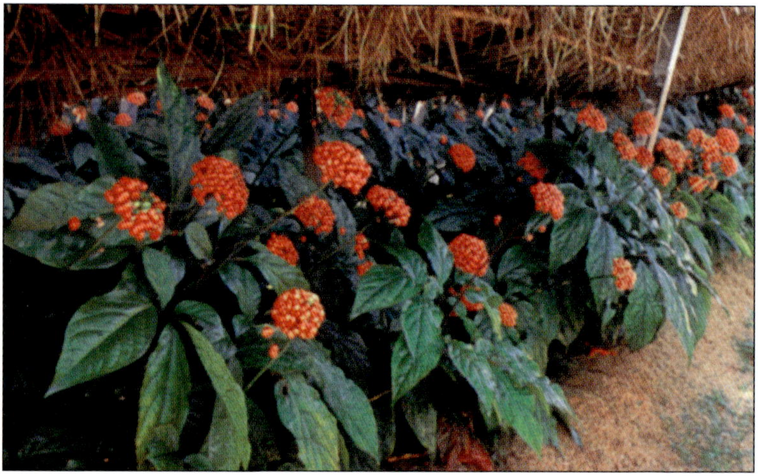

Abb. 11: Blühende Ginsengpflanzen nach dem Verpflanzen aus dem Vorzuchtbeet

geschieht das in besonderen Öfen oder durch Gefriertrockenverfahren. Das Problem ist nämlich: Die Wurzeln bestehen zu rund 70 Prozent aus Wasser. Ohne eine Behandlung, die ihnen die Feuchtigkeit entzieht, würden sie schnell schimmeln und verderben.

Einen Teil ihrer Ernte behandeln die Farmer mit heißem Wasserdampf. Die Wurzeln bekommen dadurch eine gläsern-rötliche Färbung. Diesen „roten Ginseng" preist die Werbung manchmal als besonders hochwertig an. Aber der Unterschied zu den normalerweise gelblich-weiß aussehenden Ginsengwurzeln liegt in Wahrheit nicht in der Qualität, sondern einzig und allein in der Behandlung mit Wasserdampf. Durch sie ließ sich früher eine bessere Haltbarkeit erzielen. Dieses Problem hat sich aber heute durch die Anwendung moderner Trockungs- und Gefriertrockenverfahren von selbst erledigt.

Bei der Verarbeitung achten die koreanischen Hersteller peinlich genau darauf, schonende Behandlungsmethoden zu benutzen, damit die Wirkstoffe möglichst vollständig erhalten bleiben.

Wurzeln: wertvolle Energiespeicher

Seit Urzeiten wussten die Menschen um die konzentrierte Heilkraft, die sich im Dunkel der Erde in Wurzeln aller Art ansammelt: Die Sammler wilder Wurzeln in der Steinzeit nutzten diese Kraft ebenso wie die Klosterbrüder im Mittelalter. Sie legten zwischen Klostermauern kunstvolle Kräutergärten an und stellten mancherlei wertvolle Medizin her. Selbst aus Enzianwurzeln brauten sie Magenschnäpse. Und die Bauern züchteten seit langem Möhren, Sellerie und Kartoffeln als wesentliche Grundlage der Ernährung. Dass Wurzeln oft der nährstoffreichste und heilkräftigste Teil einer Pflanze ist, weiß man seit undenklichen Zeiten. Wurzeln als Arznei hat es zu allen Zeiten und in allen Kulturen gegeben. Eine ganze Reihe von Wurzeln behauptet nach wie vor in der Naturheilmedizin ihren festen Platz. Allen voran natürlich die Baldrianwurzel mit ihrer beruhigenden Wirkung. Aber auch die Wurzeln von Alant, Angelika, Beinwell, gelbem Enzian, Kalmus, Löwenzahn, Nelkenwurz, Wegwarte, Zaunrübe, Rhabarber und die Eibischwurzel behalten bis heute ihre Bedeutung als Heilpflanzen.

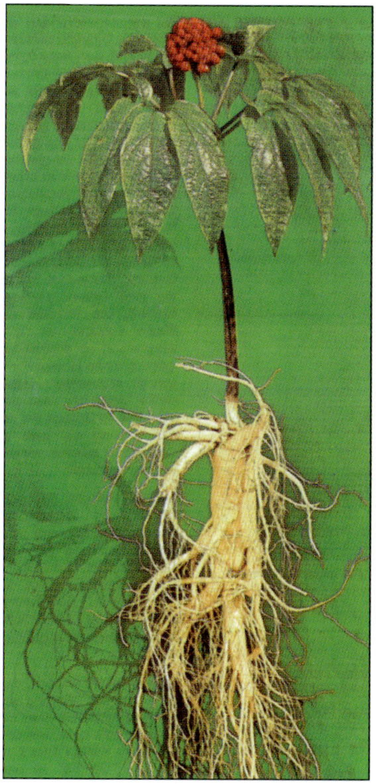

Abb. 12: Ausgewachsene Ginsengpflanze

Unaufhörliche Ströme des Lebens fließen von den Wurzeln in die Pflanzen. Sie saugen Wasser

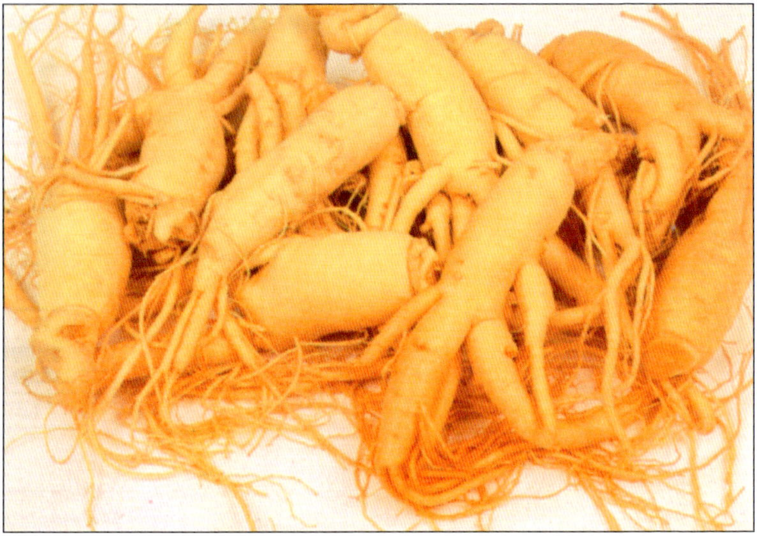

Abb. 13: Ausgewachsene, sechs Jahre alte Ginsengwurzeln – frisch geerntet.

und Nährstoffe aus der Tiefe der Erde. Von ihrer biologischen Funktion her sind die Wurzeln deshalb ganz besonders wertvolle Energiespeicher. In den Laboratorien des zwanzigsten Jahrhunderts entdecken die Forscher die uralte Wunderkraft der Natur in ihnen neu.

Die an Lebensenergie reichste Wurzel ist ohne jeden Zweifel Ginseng. Kein Wunder also, dass die Faszination dieser Wurzel selbst durch Jahrtausende hindurch nicht nachließ. Von der Zahl der Sagen und legendenhaften Geheimnisse, die sich seit alter Zeit um besondere Pflanzen ranken, kann es allenfalls noch Mandragora, die Alraunenwurzel, mit Ginseng aufnehmen. In Ägypten galt sie als Götterdroge, in Persien als Liebesmittel, in Griechenland als Medizin gegen Frauenleiden und gegen die Melancholie. Nach der Legende soll sie Glück bringen. Goethe besaß eine Alraunenwurzel als Talisman. Und Charles Lindberg nahm eine Alraune mit auf seinen ersten Flug über den Ozean.

Die Ginsengwurzel, das asiatische Gegenstück zur Alraune, blieb dagegen immer nur reine Medizin. Das allerdings tat sie gründlich und voll größter Überzeugungskraft.

Wie Ginseng wirkt

Moderne Wissenschafter im Osten wie im Westen wollten es genau wissen. Sie analysierten Ginseng nach allen Regeln und Möglichkeiten ihrer Zunft. Verhältnismäßig schnell war ihnen klar, dass die als so vielfältig beschriebenen Wirkungen der Wurzel nicht durch einen einzigen Wirkstoff allein erklärbar sein konnten. Und in der Tat fanden sie in ihr eine Vielzahl unterschiedlicher, aber chemisch eng miteinander verwandter Substanzen: die Saponine. Sie gehören zu den Glycosiden. Das sind Verbindungen von Zuckerarten, die in Pflanzen vorkommen und oft sehr heilwirksam sind. Viele, auch von Schulmedizinern gern angewandte pflanzliche Herzmittel enthalten beispielsweise Glykoside.

Bislang konnten die Forscher 17 verschiedene Saponine im Ginseng nachweisen. Möglicherweise gibt es noch mehr davon. Außerdem fanden sie Fettsäuren, Aminosäuren (das sind Eiweißbausteine), Peptide (Zwischenprodukte beim Abbau von Eiweißkörpern), Steroide (hormonähnliche Verbindungen), Terpene (Kohlenwasserstoffverbindungen, die in den ätherischen Ölen mancher Pflanzen vorkommen) und Cholin (ein Stoffwechselprodukt, das bei der Behandlung von Stoffwechselstörungen eine Rolle spielt). Außerdem ließ sich eine Fülle von Vitaminen, Mineralstoffen und Spurenelementen nachweisen, die für die Gesundheit außerordentlich wichtig sind: Vitamin C, die Vitamine der B-Gruppe (Nicotinsäureamid, Pantothensäure, Biotin, Folsäure, Vitamin B 12), die Mineralstoffe Natrium, Magnesium, Phosphor, Kalium, Calcium, als Spurenelemente Bor, Aluminium, Vanadium, Mangan, Eisen, Kobalt, Kupfer, Zink, Arsen, Molybdän und vor allem Germanium. Dieses Element spielt als sogenannter Radikalenfänger bei der Verhütung und bei der Bekämpfung von Krebs eine wesentliche Rolle. Es hilft der körpereigenen Abwehr, „entgleiste“ Zellen zu vernichten.

Ginseng fängt „Freie Radikale“

„Freie Radikale“ sind besonders aggressive, schnell reagierende Sauerstoffverbindungen. Sie treten als Zwischenprodukte unseres unter Sauerstoffeinwirkung ablaufenden Stoffwechsels auf. Freie Radikale wirken oxidierend, also verbrennend. Sie zerstören äußerst reaktionsschnell und radikal Fette in ihrer Nähe, Eiweiße und unser Erbmaterial.

Freie Radikale sind offenbar die Hauptverursacher der Alterungsvorgänge im menschlichen Körper. Sie zerstören Haut- und Bindegewebsstrukturen: Falten im Gesicht und die Zunahme rheumatischer Beschwerden gehen auf ihr Konto. Auch durch zu viel Sonnenbestrahlung (genauer gesagt: durch die im Sonnenlicht enthaltenen UV-Strahlen) und durch atomare Strahlung entstehen in uns Freie Radikale. Sie würden zu einer massenhaften Zerstörung von Zellen und Gewebe führen, wenn es nicht die Schutzstoffe gäbe, welche vor allem in den Bio- und Spurenelementen enthalten sind. Erst diese sogenannten Antioxidantien gebieten dem Treiben der Freien Radikalen Einhalt.

Das Verständnis der Spuren- oder Bioelemente gewinnt in der modernen Medizin immer größere Bedeutung. Unter Spuren- oder Bioelementen versteht man chemische Grundstoffe, die im Organismus der Pflanzen, Tiere und Menschen nur in sehr geringen Mengen vorkommen. Und doch ist ihr Vorhandensein lebensnotwendig. Bis heute ist die biologische Bedeutung erst bei einem kleinen Teil dieser Elemente bekannt. Noch längst sind nicht alle ihre Rätsel gelöst. Dennoch lässt sich bereits heute ziemlich sicher sagen, dass die besonders reichhaltige Zusammensetzung an Spuren- und Bioelementen die hohe Heilwirkung der Ginsengwurzel wenigstens teilweise erklärt.

Wirkstoffe im Ginseng: die Ginsenoide

Erste chemische Analysen der Ginsengwurzel sind bereits aus dem Jahre 1854 bekannt. In den USA untersuchte man damals eine amerikanische Verwandte des koreanischen Ginseng. Doch erst in den 60er Jahren unseres Jahrhunderts kamen mehrere Forschergruppen in verschiedenen Ländern den Hauptwirkstoffen der Wunderwurzel, den Saponinen, auf die Spur. Weil sie bis dahin nirgendwo anders nachgewiesen werden konnten, gab ihnen eine japanische Forschergruppe den Namen „Ginsenoide".

Wie nicht anders zu erwarten war, kommen die unterschiedlichen Saponine in den verschiedenen Ginseng-Arten in sehr voneinander abweichenden Formen vor. Einige Saponine der koreanischen Ginsengwurzel fehlen beispielsweise im amerikanischen Ginseng völlig. Das liegt aber nicht nur an den biologischen Unterschieden dieser beiden Pflanzen, sondern auch an der unterschiedlichen Bodenbeschaffenheit und an den abweichenden klimatischen Bedingungen zwischen Asien und Amerika. Selbst die Qualität des Saatgutes und die Pflege der heranwachsenden Pflanzen spiegeln sich in der Zusammensetzung der Ginsenoide wider. Im Grunde kann man also nicht von *der* typischen Ginsengwirkung sprechen, sondern entscheidend ist immer, woher die Ginsengpflanze stammt und unter welchen Bedingungen sie gewachsen ist. In Südkorea kontrolliert der Staat regelmäßig die Ginsengpflanzen in den Farmen auf ihre Zusammensetzung, um eine möglichst gleichbleibende Qualität sicherzustellen.

Alles kommt auf die Zusammensetzung der Wirkstoffe an

Mit Hilfe moderner Untersuchungsmethoden können die Forscher heute die Bestandteile einer Ginsengwurzel ziemlich genau analysieren. Dabei fanden sie heraus, dass nicht etwa eine besonders große Menge bestimmter Ginsenoide für eine starke Heilwirkung der Wurzel verantwortlich ist. Entscheidend für die Gesamtwirkung ist vielmehr das Verhältnis der einzelnen Ginsenoide, die in der Pflanze vorkommen. Beim koreanischen Ginseng ist dieses Mischungsverhältnis offenbar besonders günstig. Aber auch hier können Unterschiede von Pflanze zu Pflanze vorkommen. Und die Bestandteile in der Hauptwurzel sind wieder andere als beispielsweise in den feinen Wurzelhaaren.

Verschiedene Forschergruppen haben herauszufinden versucht, welche Ginsenoide jeweils für bestimmte gesundheitliche Wirkungen verantwortlich sind. Diese Versuche sind teilweise gelungen. Aber insgesamt hat sich wieder einmal der auch für andere Heilpflanzen seit alter Zeit bekannte Grundsatz bewahrheitet, dass nämlich das Ganze mehr ist als die Summe seiner einzelnen Bestandteile.

Daraus ergibt sich als Konsequenz: Es lohnt sich nicht, aus der Ginsengwurzel einzelne Wirkstoffe herauszulösen und sie gezielt bei bestimmten Krankheiten anzuwenden. Die beste Wirkung lässt sich erreichen, wenn man die ganze Wurzel so einsetzt, wie sie ist, und möglichst wenig an ihr verändert. Denn bei jeder Art der Behandlung, mag sie auch noch so schonend erfolgen, gehen unweigerlich Wirkstoffe verloren.

Die besondere Wirkung des Germaniums in Ginseng

Bis in die letzten Einzelheiten ist die Heilwirkung der Ginsengwurzel selbst bis heute nicht geklärt. Aber eine herausragende Rolle scheint das metallische Element Germanium dabei zu spielen. In der Ginsengwurzel kommt es in ungewöhnlich hoher Konzentration vor.

Man weiß heute noch längst nicht alles über Germanium. Die Untersuchungen über seine Bedeutung für die Gesundheit stehen noch am Anfang. Aber ziemlich sicher ist, dass Germanium eine deutlich lebensverlängernde und die Gesundheit erhaltende Wirkung hat. Germanium kommt übrigens auch im Knoblauch reichlich vor. Und die gesundheitsfördernde Wirkung dieser Pflanze ist eindeutig erwiesen. Knoblauch senkt überhöhte Blutfettwerte sowie zu hohen Blutdruck und verhindert arteriosklerotische Gefäßveränderungen, die in unserem Kulturkreis zu den typischen lebensbedrohenden Alterserscheinungen gehören.

Noch eine andere Pflanze gibt es, in der schon Paracelsus vor rund 500 Jahren eine stark gesundheitserhaltende und lebensverlängernde Wirkung erkannte: die Christrose (Helleborus niger). Auch von ihren Blättern ist bekannt, dass sie ungewöhnlich hohe Konzentrationen an Germanium enthalten. Dennoch ist das Wissen um die lebenserhaltende und -verlängernde Wirkung der Christrosenblätter heute weitgehend verlorengegangen. Forschungsansätze in dieser Richtung wären sehr wünschenswert.

Germanium wirkt offenbar stark bei der Bekämpfung von Bakterien und Viren im Organismus und gegen Pilzerkrankungen. Außerdem scheint Germanium im Körper die Rolle eines Stoffwechsel-Katalysators zu spielen. Das bedeutet: Allein das Vorhandensein dieses Stoffes reicht aus, dass lebenswichtige biochemische Prozesse ablaufen können. Dabei verändert sich das Germanium selbst nicht und wird auch kaum verbraucht.

Germanium wirkt sich besonders günstig auf die Blutbildung und auf eine bessere Versorgung der Zellen mit Sauerstoff aus. Bei krankhaft entarteten Zellen besteht ein großer Sauerstoffmangel. Deshalb behandelte man Patienten, die unter Krebs litten, mit organischem Germanium. Dabei konnte man feststellen, dass eine Reihe von Messwerten im Blut, die vorher weit außerhalb des Normalen gelegen hatten, sich deutlich verbesserten.[61]

Mit Ginseng laufen Läufer schneller

In der ehemaligen Sowjetunion fanden sich schon wenige Jahre nach Ende des Zweiten Weltkriegs Forscherteams, die die Wirkung der Ginsengwurzel einer ernsthaften wissenschaftlichen Prüfung unterzogen.

Professor I.I. Brekhman unternahm unter streng kontrollierten Bedingungen einen aufschlussreichen Ginseng-Versuch mit etwa hundert Soldaten der sowjetischen Armee.

Einer Gruppe dieser Soldaten gab er einen Löffel voll Ginsengextrakt. Eine zweite Kontrollgruppe erhielt eine ähnlich schmeckende Flüssigkeit, die aber nur Aromastoffe enthielt. Ein paar Stunden danach starteten beide Gruppen unter Wettkampfbedingungen zu einem Dreikilometerlauf. Die Soldaten, die Ginseng genommen hatten, bewältigten die Strecke in einer deutlich kürzeren Zeit: Sie brauchten im Durchschnitt fast eine Minute weniger als die Soldaten der Placebogruppe. Dieser Unterschied war von größter Bedeutung. Bei einem Stafettenlauf würde die Ginseng-gruppe 45 Minuten vor den anderen am Ziel eintreffen.[62]

---

61 Goodman 1988

62 Brekhman 1957

Mit diesem Experiment erreichte Brekhman einen Durchbruch auf dem Gebiet der Ginsengforschung. Zum erstenmal gelang es ihm, Ginseng unter wissenschaftlichen Bedingungen am Menschen zu erproben und exakte Messergebnisse über die Wirkung der Wurzel auf den menschlichen Organismus aufzuzeigen.

Über Jahre hinaus bestimmte dieses Experiment die weitere Ginseng-Forschungsarbeit. Professor Brekhman selbst gilt heute mit Recht als Pionier der wissenschaftlichen Erforschung asiatischer Pflanzenheilmittel. Er konnte nachweisen, dass Ginseng tatsächlich eine harmonisierende oder – wie er sie nannte – adaptogene Wirkung besitzt. Diese Wirkung zeigt sich exakt in der Fähigkeit der Wurzel, überschießende Körperreaktionen zu dämpfen und zu schwache Reaktionen zu stärken. Damit gelang es ihm, die von westlichen Wissenschaftern für widersprüchlich und unmöglich gehaltenen Wirkungen zweifelsfrei zu erklären. Seine Forschungen erregten damals in der ganzen Welt Aufsehen. Weltweit begannen neue Untersuchungen über die Wirkung von Ginseng. Inzwischen sind es Hunderte, im Osten wie im Westen. Ein Prozess des Umdenkens begann.

Inzwischen haben andere Forscher Brekhmans Versuche unter modernen Bedingungen und Kontrollmöglichkeiten wiederholt. Am Institut für Sportmedizin der Universität Freiburg führten Wissenschafter einen Test mit Ausdauersportlern durch. Man gab den Sportlern vier Wochen lang Ginsengkapseln, die sie einnahmen. Dann ließ man sie bei vorgegebener Geschwindigkeit auf einem Laufband laufen. Als Ergebnis zeigte sich deutlich, dass Ginseng die Höchstleistungen von Ausdauersportlern weiter verbessern kann.

Ginseng erhöht die Konzentrationsfähigkeit

Professor Brekhman und sein Team wollten herausfinden, ob Ginseng ganz allgemein imstande ist, die Vitalität zu erhöhen. Dazu genügt es nicht, nur die Leistungsfähigkeit von Herz, Kreislauf oder den Beinen zu messen. Interessant war vielmehr, festzustellen, ob sich durch die Einnahme von Ginseng auch die Fähigkeit zu geistiger Konzentration erhöht.

In einer Testserie ließ man junge, gesunde Funker einen bestimmten Text übermitteln und einen anderen entschlüsseln – und zwar vor und nach Einnahme von Ginseng bzw. einem Placebo. Als Ergebnis zeigte sich: Unter Einfluss von Ginseng erhöhte sich die Arbeitsgeschwindigkeit der Funker. Vor allem aber ging die Zahl der Fehler bei der Übermittlung bzw. beim Entschlüsseln des Textes um zehn Prozent zurück.[63]

Noch eine andere wichtige Erkenntnis fand das russische Forscherteam heraus: Die Wirkung von Ginseng erhöht sich deutlich, wenn man es den Versuchspersonen über längere Zeit gibt. Damit bestätigte sich, was die Chinesen immer schon behauptet hatten: Ginseng muss über längere Zeit regelmäßig eingenommern werden, wenn sich seine volle Wirkung entfalten soll. Eine einmalige Einnahme ist dagegen von verhältnismäßig geringerem Nutzen.

Professor Sandberg von der Universität Uppsala in Schweden führte eine Doppelblindstudie mit Studenten durch. Weder die Studenten noch der Versuchsleiter wussten also, wer Ginseng bekam und wem nur Placebos gegeben wurden. Den Studenten stellte man nun zwei unterschiedliche Aufgaben, um ihre Konzentrationsfähigkeit zu testen: Sie mussten mit einem Schreibstift der Spur eines spiralförmig angeordneten Labyrinths folgen, ohne die Ränder zu berühren. Danach legte man ihnen ein Blatt mit wahllos zusammengestellten Buchstaben vor. Ihre Aufgabe war nun: Sie sollten bestimmte Buchstaben nach drei unterschiedlichen, gleichzeitig anzuwendenden Regeln ankreuzen. Im ersten Versuch unterliefen den Studenten, die Ginseng bekommen hatten, nur halb so viele Fehler wie der Kontrollgruppe. Im zweiten Versuch war die Fehlerquote bei der Ginsenggruppe um rund zwei Drittel geringer als bei den Placebo-Versuchspersonen.[64]

In Hamburg führten Professor Doerling und Dr. Anton Kirchdorfer ein Experiment durch, bei dem sie die Veränderungen der Reaktionsfähigkeit beim Hören und Sehen messen konnten. Sie gaben einer Gruppe von 60 Personen eine hohe Dosis Ginsengextrakt. Die Kontrollgruppe

---

63 Medvedev 1965
64 Sandberg 1974

erhielt ein Placebo. Die Versuchspersonen hatten die Aufgabe, möglichst schnell durch Knopfdruck auf ein Licht- bzw. Tonsignal zu reagieren. Unter Einnahme von Ginseng war die Reaktionsfähigkeit um 80 Prozent erhöht, bei der Placebogruppe nur um 17 Prozent. (Auch diese 17 Prozent sind ein interessantes Ergebnis, weil sich daran zeigt, wie viel allein der Glaube an die Wirkung eines Mittels bewirken kann.)

Bei einem Lichttest setzte man Versuchspersonen einem immer schneller aufflackernden Licht aus. Irgendwann kann man dieses Geflacker nur noch als ununterbrochenen Lichtstrom wahrnehmen. Mit diesem Test läßt sich die optische und mentale Empfindungsfähigkeit messen. Unter Ginsengeinfluss erbrachten fast doppelt so viele Personen bessere Ergebnisse als nach Placebo-Einnahme.

Der britische Ginsengforscher und Pharmakologe Dr. Stephen Fulder überprüfte zusammen mit Dr. Cosmo Hallström in einem Londoner Krankenhaus die Leistungsfähigkeit von Krankenschwestern während ihres Nachtdienstes. Die anstrengende Arbeit und der gestörte Schlafrhythmus führten bei den meisten von ihnen nach drei Nächten zu Erschöpfung und Müdigkeit. Im Doppelblindversuch gab man den Krankenschwestern Ginseng und analysierte die Ergebnisse per Computer. Diejenigen, die Ginseng eingenommen hatten, fühlten sich während ihres Dienstes leistungsfähiger, frischer und ruhiger. Auch ihre Reaktionsfähigkeit war schneller.[65]

Ginseng und die Neugier der Katzen

In Japan zeigte Professor Takagi von der Universität Tokio, dass Tierversuche nicht unbedingt mit Schocks und Quälerei verbunden sein müssen, um neue Erkenntnisse zu erbringen. Er fütterte Katzen mit Ginseng und konnte beobachten, dass die Tiere ihre Umgebung mit weit mehr Interesse untersuchten. Sie gewöhnten sich schneller an ihre Katzentoiletten. Takagi und sein Team hielten genau fest, wie oft sich die Tiere durch Löcher im Käfig an einen ihnen unbekannten Ort begaben und

---

65 Fulder 1985, 143; Fulder 1995, 115 f.

wie oft sie Netze erkletterten, die man außerhalb ihres Käfigs angebracht hatte. Ginseng konnte die Zahl solcher Aktivitäten deutlich steigern. Der Unterschied fiel besonders dann auf, wenn die Tiere von vorhergehenden Übungen her bereits ermüdet waren.[66]

Bei welchen Krankheiten hilft Ginseng?

Forscher in aller Welt haben inzwischen mehrere Hundert wissenschaftliche Untersuchungen über die heilende Wirkung der Ginsengwurzel durchgeführt. Die meisten Forschungsarbeiten kommen von Universitäten und Kliniken aus Korea, Japan, China, Russland und Bulgarien. Im Westen befassten sich vor allem Forschergruppen in den USA, in Deutschland, Österreich, Schweden, Finnland, Italien, Großbritannien und Frankreich mit dem Thema Ginseng. Die meisten dieser Arbeiten sind in den Jahren nach 1960 veröffentlicht worden. Bei ihnen handelt es sich überwiegend um klinische Tests mit größeren Patientengruppen. Die Forschungsarbeiten entsprechen durchweg modernsten strengen Maßstäben. Es handelt sich in den allermeisten Fällen um Doppelblindstudien, bei denen man Kontrollgruppen mit Placebos behandelte. Weder die Versuchsleiter noch die beteiligten Personen wussten also, wer mit Ginseng und wer mit Scheinpräparaten behandelt wurde. Die Untersuchungsbedingungen sind exakt dargelegt und überprüfbar. Auf Grund der großen Zahl an zuverlässigen Untersuchungen lässt sich heute ziemlich sicher sagen, bei welchen Krankheiten Ginseng mit Erfolg einsetzbar ist.

Verständlicherweise stellen viele an Ginseng interessierte Menschen die Frage: „Gegen welche Krankheiten hilft Ginseng?"

Eine exakte Antwort auf diese Frage läßt sich gar nicht so leicht zu geben. Denn im Grunde ist die Frage nicht ganz richtig gestellt. Wir sind gewohnt, bei jedem Heilmittel danach zu fragen, gegen welche Krankheit es einzusetzen ist. Nach dem Denkansatz der Schulmedizin ist das auch völlig in Ordnung. Denn sie behandelt ja in der Tat einzelne Krankheitssymptome. Doch die Traditionelle Chinesische Medizin sieht in Ginseng

---

66 Takagi et. al. 1974

ein sogenanntes königliches Heilmittel, das weit mehr bewirkt, als nur Erscheinungsformen einzelnen Krankheiten zu bekämpfen.

Im Grunde hilft Ginseng gegen jede Krankheit, indem es die körpereigene Abwehr stärkt. Die besten Chancen zur wirksamen Bekämpfung einer Krankheit bestehen nun einmal dann, wenn es gelingt, die eigene Abwehr im Organismus in eine möglichst optimale Verfassung zu bringen.

Ginseng ist weit mehr als nur ein gezielt einsetzbares Mittel gegen irgendeine spezielle Krankheit. Durch seine harmonisierende Wirkung mäßigt es überschießende Reaktionen und stärkt zugleich Unterfunktionen im Organismus. Natürlich gewinnt Ginseng dadurch seine besondere Bedeutung in der der Gesundheitsvorsorge und bei der Krankheitsverhütung. Ginseng verhindert oder mindert jedenfalls die verhängnisvollen Folgen von Dauerstress, dem heute die allermeisten Menschen ausgesetzt sind. Damit liegt der Schwerpunkt der Anwendung bei den sogenannten chronischen Zivilisationserkrankungen.

Obwohl die Frage nach der Wirkung von Ginseng bei einzelnen Krankheitsbildern schief gestellt ist, soll hier – schon aus Gründen der Übersichtlichkeit – eine Darstellung folgen, bei welchen Krankheiten sich die Anwendung von Ginseng als besonders erfolgreich erwiesen hat.

Ginseng gegen Schwäche und Erschöpfungszustände

Schon in den 60er Jahren führte der deutsche Arzt von Süttinger einen Doppelblindversuch mit chronisch Kranken aller Altersstufen durch. Die Ergebnisse waren bemerkenswert: Süttingers Patienten litten an Erschöpfungszuständen und allgemeiner Schwäche als Folge chronischer Krankheiten, vor allem unter verschiedenen Formen von Kreislaufstörungen.

Nach Einnahme von Ginseng stellte sich bei den Versuchsteilnehmern durchwegs eine allgemeine Verbesserung des Wohlbefindens ein. Appetit, Schlaf und Verdauung verbesserten sich. Die Konzentrations- und Merkfähigkeit erhöhte sich deutlich.[67] Frühe russische Studien berichten, dass sich Ginseng bei allgemeinen Erschöpfungszuständen erfolgreich

67 von Süttinger 1969

einsetzen ließ, die aufgrund nervöser und innerer Krankheitsursachen den Heilungsprozess verzögerten.[68]

Auch die Situation frisch Operierter ließ sich durch Einnehmen von Ginseng entscheidend verbessern. Nach Operationen ist sehr oft eine Phase allgemeiner Schwäche bei den Patienten zu beobachten. Niedergeschlagenheit, Müdigkeit, Infektionen und allerlei Komplikationen treten in dieser Zeit besonders häufig auf. Ginseng hilft hier, den Genesungsprozeß zu fördern, die Widerstandskraft zu erhöhen, Appetitlosigkeit zu beheben. Das Risiko des Auftretens von „Folgekrankheiten" lässt sich so deutlich vermindern.

Soweit möglich, sollte die Vorbereitung auf eine anstehende Operation schon mehrere Wochen vorher durch regelmäßige Ginsengeinnahme beginnen, um den Organismus in eine besonders gute gesundheitliche Verfassung zu bringen. Auf diese Weise lässt sich das Operationsrisiko insgesamt deutlich verringern.

Ein in Korea im Jahre 1978 durchgeführter Klinikversuch überprüfte den Heilungsprozess von 120 Patientinnen, die sich einer schweren Unterleibsoperation unterziehen mussten. Der Hälfte von ihnen gab man Ginseng, der anderen Hälfte ein Placebo. Die mit Ginseng behandelten Frauen zeigten eine gesteigerte Lebertätigkeit, einen besseren Allgemeinzustand und eine raschere Gewichtszunahme.[69]

Ginseng bei Herz- und Kreislauferkrankungen

In unserer modernen Industriegesellschaft sterben nach wie vor die meisten Menschen an Herz- und Kreislauferkrankungen. Das Krankheitsgeschehen entwickelt sich über Jahrzehnte hinweg ganz allmählich. Stress, eine zu fettreiche Ernährungsweise, Bewegungsmangel, Rauchen und übermäßiger Alkoholgenuss gelten als Hauptverursacher dieser typischen Zivilisationskrankheiten.

Ungefähr fünfzehn Prozent der Erwachsenen in Amerika leiden unter

68 von Süttinger 1969
69 Chang et. al. 1978

Bluthochdruck. Die Zahlen bei uns sehen ähnlich aus. Das Tückische an dieser Krankheit ist: Man spürt sie über viele Jahre kaum. Doch zu hohe Blutfettwerte begünstigen Arterienverkalkung und das Entstehen von Blutpfropfen. Sie verstopfen die Blutgefäße und führen dann zu Herzerkrankungen. Die Chancen, einen Herzanfall zu erleiden, sind bei Menschen mit Bluthochdruck ungefähr viermal so hoch wie bei Gesunden.

Bis heute ist noch nicht endgültig bekannt, wie man die Arterien vor Verkalkung schützen kann. Aber man weiß, dass Arteriosklerose bei manchen Naturvölkern nicht vorkommt.

Die chinesischen Ärzte setzen Ginseng seit langem als Herzstärkungsmittel ein, nicht nur vorbeugend, sondern selbst bei Patienten, die soeben einen Herzanfall erlitten haben.[70]

In klinischen Tests an freiwilligen Versuchsteilnehmern zeigte sich: Ginseng führt insgesamt zu einer verbesserten Kreislaufsituation. Die Schlagkraft des Herzens erhöhte sich. Das Schlagvolumen nahm ebenfalls zu. In Belastungstests zeigte sich eine günstigere Ausnutzung des Sauerstoffs durch den Herzmuskel. Normalerweise schlägt das Herz bei Belastung sehr viel schneller als im Ruhezustand. Bei Anwendung von Ginseng zeigte sich aber ein weit geringeres Ansteigen der Herzfrequenz. Überschießende Nervenreize unter körperlicher Belastung und unter Stress schwächen sich ab. Es kommt zu günstigen Wirkungen auf den Stoffwechsel des Herzmuskels und auf die Durchblutung der Herzkranzgefäße.[71]

In der früheren Sowjetunion behandelte man schon in den 50er Jahren Herz-Kreislauf-Patienten mit Ginseng: Kopfschmerzen, Müdigkeit und Depressionen nahmen daraufhin bei ihnen ab, während die Potenz und die allgemeine Funktionsfähigkeit zunahmen. Diese Wirkungen waren auch einige Zeit nach dem Absetzen der Behandlung noch feststellbar.[72]

70 Li 1974

71 Bombardelli 1980; Kaneko et. al. 1984; Shichinohe et. al.1996; Wu et. al. 1995; Kwan 1995

72 Turova/Aleshkina 1953

Arterienverkalkung ist kein unabwendbares Schicksal

Allein in den USA sterben jedes Jahr eine halbe Million Menschen an Arteriosklerose. Diese Krankheit ist besonders tückisch, weil sie über Jahrzehnte hinweg kaum irgendwelche Beschwerden bereitet. In den Blutgefäßen kommt es zu kleineren Ablagerungen. Sie nehmen nach und nach an Umfang und an Häufigkeit zu. Erst das völlige Verstopfen eines oder mehrerer Gefäße führt zu dem gefürchteten Herzinfarkt oder zu einem Schlaganfall.

Solchen dramatischen Endpunkten einer langjährigen Entwicklung läßt sich vorbeugen: Gesunde Ernährung, ausreichend körperliche Bewegung, möglichst wenig belastender Stress im Beruf wie im Privatleben und Abbau von Übergewicht sind einige der wichtigsten Vorbeugungsmaßnahmen. Als Hauptrisikofaktoren für das Entstehen einer Arteriosklerose gelten erhöhte Blutfettwerte und Bluthochdruck.

Es gibt deutliche Beweise, dass Ginseng auf beide Faktoren günstig einwirkt. Die asiatische Heilwurzel kann den Cholesterinspiegel senken und damit eine entscheidende Voraussetzung für das Entstehen der Arterienverkalkung ausschalten.

Cholesterin wird im Körper erzeugt. Bei der Cholesterinproduktion spielen die Stresshormone eine wichtige Rolle. Verursacher ist also nicht allein zu fettreiche Nahrung, sondern jede Art von belastendem Stress, dem wir ausgesetzt sind. Ginseng wirkt bei Stress dämpfend und harmonisierend. Dadurch schüttet der Körper weniger Stresshormone aus, die für erhöhte Cholesterinablagerungen in den Blutgefäßen in erster Linie verantwortlich sind.

Bei Einnahme von Ginseng setzt der Organismus Cholesterin eindeutig schneller um und scheidet es aus. Sowohl bei gesunden Menschen als auch bei Patienten mit zu hohen Blutfettwerten gelang es mit Ginseng, die Gesamtcholesterin- und die Triglyceridwerte (Triglyceride sind eine besondere Form der Blutfette) deutlich zu senken.

Ginseng führte bei Patienten, die unter Arteriosklerose leiden, aber auch zu einer Verbesserung des Allgemeinzustands: Symptome wie Schlaflosigkeit, Herzklopfen, Ohrenklingen, Schwindel, Müdigkeit, kalte Hände und Füße gingen deutlich zurück. Offensichtlich kommt es unter Einfluss von Ginseng zu einer besseren Durchblutung des Körpers.

In Tests mit menschlichem Blut ließ sich nachweisen, dass Ginseng deutlich eine antithrombotische Wirkung im Blut der Versuchspersonen hervorruft.[73] Die Fließeigenschaften des Blutes verbessern sich offenbar. Es kommt deshalb nicht so leicht zu Verklumpungen und Verklebungen in den Adern.[74]

Ginseng schützt die Leber

Die Leber hat ja längst nicht nur die Funktion, Gallenflüssigkeit für den Verdauungsprozeß zu bilden. Sie ist an vielfältigen Stoffwechselvorgängen beteiligt, an komplizierten chemischen Umwandlungen von Nahrungs- und Körpersubstanzen. Eine ihrer besonders wichtigen Aufgaben ist die Entgiftung der im Stoffwechsel entstehenden Schlacken. Außerdem bildet sie aber auch Bluteiweißkörper und viele Vorstufen körpereigener Wirkstoffe.

Die Leber ist das wichtigste Stoffwechselorgan und zugleich die größte Drüse im menschlichen Körper. Bei einem Erwachsenen wiegt sie immerhin 1,5 Kilogramm. Würde sie ihre Tätigkeit einstellen, so könnte ein Mensch nur wenige Stunden überleben. Ist die Leber in ihrer Funktion gestört, so gilt Ginseng als ausgesprochen starker Helfer. Die Heilwurzel aus dem Osten beeinflusst den Eiweißstoffwechsel in der Leber positiv. Er ist für die Produktion von Enzymen und Zellbausteinen notwendig. Ginseng bietet der Leber aber auch wirksamen Schutz vor Vergiftungen durch Alkohol und chemische Stoffe aus der Umwelt, denen wir alle heute mehr oder weniger stark ausgesetzt sind.

Alkohol hat die unangenehme Gewohnheit, viele der Stoffwechselprozesse in der Leber zu stören. Außerdem schädigt er die Leberzellen selbst. Unter Einfluss von Ginseng baut die Leber Alkohol offensichtlich

73 Kaneko et. al. 1983
74 Park et. al. 1995

schneller ab. Sie kann das beim Alkoholabbau entstehende giftige Aldehyd schneller ausscheiden. Ginseng ist imstande, dabei zu helfen, dass sich bereits geschädigte Leberzellen wieder erholen.

Bei Strahlenschäden entfaltet Ginseng eine hervorragende Wirkung.[75] Bisher nehmen die Ärzte solche Schäden als Folge von Bestrahlungen in der Krebsbehandlung in Kauf. Strahlenschäden treten in dramatischem Umfang aber auch nach Reaktorunfällen auf. Wünschenswert wäre, wenn man die durch atomare Strahlung Geschädigten einer Ginsengbehandlung unterziehen würde, anstatt hilflos zuzuschauen, wie beispielsweise die Opfer der Tschernobyl-Katastrophe seit Jahren dahinsiechen.

In unserer westlichen Wohlstandsgesellschaft entstehen die meisten Leberschäden durch zu üppige Ernährung und durch Alkoholmissbrauch. Würden die von solchen Schäden betroffenen Menschen etwa ein Drittel weniger essen und ihren Alkoholkonsum einschränken, so könnten sie ihre Lebenszeit um rund zehn Jahre verlängern.

In der Tat stellt sich die Frage: Ermutigt man diese Menschen nicht, ihre gesundheitsschädigende Lebensführung fortzusetzen, wenn man ihnen Ginseng gibt? – Die alten chinesischen Ärzte sagten dazu: Ginseng verschafft neue Lebenskraft. Aber man gibt sie gleich wieder aus, wenn man schlecht lebt. Es ist wie mit einem Eimer, der ein Loch hat. Das Nachfüllen von Wasser allein hilft nicht. Der Eimer verliert das Wasser immer wieder, solange das Leck nicht verschlossen wird.

Der wohl größte Stress, den unsere Leber heute zu verkraften hat, ist chemischer Art. Wir leben in einem Meer von Schadstoffen und Umweltgiften. Ein Durchschnittsamerikaner nimmt jedes Jahr rund zweieinhalb Kilo an chemischen Lebensmittelzusätzen ein. Bei uns liegen die Zahlen nicht viel niedriger. Darin sind etwa achttausend verschiedene Substanzen enthalten, angefangen bei Farbstoffen, bis hin zu Konservierungsmitteln. Hinzu kommen dann noch die Medikamente, die heute die meisten Menschen einnehmen, vor allem wenn sie älter werden. Wer auf diese Medikamente angewiesen ist, nimmt deren Nebenwirkungen in Kauf.

---

75 Takeda et. al. 1981; Yonezawa et. al. 1981 und 1984

Doch das alles zusammen bedeutet für die Leber Schwerstarbeit, der sie über Jahrzehnte nicht ohne weiteres gewachsen ist. Ginseng erhöht die Leberaktivität insgesamt beträchtlich.

Ginseng bei Diabetes

Diabetes ist ein ausgesprochen typisches Zivilisationsleiden. Bei den Naturvölkern kommt diese Krankheit kaum vor. In den westlichen Ländern nimmt sie dagegen laufend zu. Allein in der Bundesrepublik Deutschland leiden rund zwei Millionen Menschen unter dieser Stoffwechselerkrankung. Tendenz: steigend.

Bei Zuckerkranken stellt die Bauchspeicheldrüse meist zu wenig Insulin her. Dadurch können die mit der Nahrung aufgenommenen Kohlehydrate nicht richtig verarbeitet werden. So kommt es zu einem Ansteigen des Zuckerspiegels im Blut.

Meist tritt diese Krankheit erst im sechsten Lebensjahrzehnt auf. Aber auch sehr viel jüngere Menschen, sogar Säuglinge, können zuckerkrank sein. Die Krankheit verläuft um so harmloser, je später sie im Leben des Patienten auftritt. Ausnahmen von dieser Regel gibt es nur sehr selten.

Diabetes ist in den meisten Fällen das Ergebnis einer Art von Erschöpfungszustand im Organismus, verursacht durch überreichliches Essen, Mangel an körperlicher Bewegung, Stress und starke seelische Belastungen. Erbliche Veranlagung und manchmal auch Infektionskrankheiten spielen beim Entstehen ebenfalls eine Rolle.

Die Zuckerkrankheit gilt als nicht heilbar. Doch in milderen Fällen, vor allem bei Alterszucker, genügt oft schon eine Veränderung der Lebens- und Ernährungsgewohnheiten, um die Schwächen der körpereigenen Insulinproduktion auszugleichen. Damit lässt sich praktisch Beschwerdefreiheit erreichen.

Auch Ginseng kann die eigentliche Zuckerkrankheit nicht heilen. Aber es kann das gesamte Hormonsystem – und damit eben auch die Funktion der Bauchspeicheldrüse – im Organismus sehr günstig beeinflussen.

Untersuchungen an diabeteskranken Menschen zeigten positive Ergebnisse: Nahmen Diabetiker Ginseng ein, so konnte bei den meisten von ihnen der Blutzuckerspiegel deutlich gesenkt werden. Vielfach ließ sich auf diese Weise die Menge des bisher zur Behandlung benötigten Insulins senken. Der Gesundheitszustand der Diabetes-Patienten besserte sich ganz allgemein, wenn sie Ginseng einnahmen. Typische Krankheitssymptome, wie Ohrensausen, kalte Hände und Füße, Erschöpfungszustände und Herzklopfen traten bei ihnen weit weniger auf.[76]

In Finnland führten Forscher eine Untersuchung mit 36 Diabetikern durch, die keine ärztlich verordnete Insulinzufuhr benötigten. Ihnen gaben sie acht Wochen lang Ginseng. Als Ergebnis stellten sie fest: Die Ginsengtherapie führte zu einem Stimmungsaufschwung und brachte die Patienten in eine bessere psychische und körperliche Verfassung. Der Blutzuckerspiegel sank, und das Körpergewicht verringerte sich.[77] Ginseng eignet sich deshalb gut als therapeutische Hilfe bei Zuckerkrankheit.

Ginseng und seine Wirkung auf das Zentralnervensystem

Ginseng putscht das Nervensystem nicht auf. Aber es wirkt auch nicht wie ein Beruhigungsmittel im eigentlichen Sinne. Ginseng führt nicht zu einer Überreizung und nicht zu Müdigkeit. Die Wirkung auf das Zentralnervensystem ist vielmehr – wie zu erwarten – ausgleichend, harmonisierend. Wo zu viel an Aufgeregtheit herrscht, dort dämpft die Heilwurzel aus dem Osten dieses unangenehme Empfinden von Überreiztheit und Gestresstsein. Auf diese Weise fördert sie eine gesunde Schlafbereitschaft. Bei Menschen, die sich ständig matt, müde und konzentrationsunfähig fühlen, stärkt sie dagegen die Wachheit, die Konzentrationsfähigkeit und das Leistungsvermögen. Mehrere Untersuchungen zeigen eindeutig, dass Ginseng das Lernverhalten verbessert und die Gedächtnisleistung erhöht.[78] Ginseng stellt in unserem Nervensystem das Gleichgewicht dort wieder her, wo es gestört ist.

---

76 Okuda et. al. 1980; Yamamoto 1982; Yoshita 1982
77 Sotaniemi et. al. 1995
78 Saito et. al. 1977; Nitta et. al. 1995; Wang et. al. 1995

Wie es zu dieser Wirkung kommt, ist noch nicht bis in alle Einzelheiten bekannt. Vieles deutet darauf hin, dass Ginseng einen positiven Einfluss auf den Stoffwechsel der Nervenzellen hat. Auch scheint sich die Heilwurzel aus dem Osten günstig auf die sogenannten Transmittersubstanzen auszuwirken. Sie sind Botenstoffe, die im Gehirn und den Nervenbahnen entlang für ein exaktes Weiterleiten von Nervenimpulsen verantwortlich sind. Hier zeigt sich auch wieder deutlich, wie stark Ginseng auf die verschiedenen Hormonsysteme einwirkt. Ginseng ist imstande, die Bildung sogenannter Neuriten – das sind Nervenfortsätze – zu beschleunigen.

Dass Ginseng auf das zentrale Nervensystem wirkt, ist im Grunde schon seit Beginn des zwanzigsten Jahrhunderts bekannt. Aber immer wieder stolperten die Forscher über die scheinbar widersprüchlichen, einerseits anregenden, auf der anderen Seite wieder dämpfenden Wirkungen. Diesen Widerspruch konnte erst der Russe Brekhman um die Mitte des Jahrhunderts auflösen, als er die Fähigkeit der Heilwurzel erkannte, überschießende Extremreaktionen harmonisierend auszugleichen.

Versuche an Muskel- und Nervenzellen haben ergeben, dass Ginseng den Transport von Natrium und Kalium durch die Zellmembranen und damit den Stoffwechsel innerhalb der Zellen günstig beeinflusst.[79] Wo dieser Austausch einwandfrei funktioniert, bestehen die besten Voraussetzungen für Gesundheit in den einzelnen Zellen und damit im gesamten Organismus, dessen kleinste Bausteine die Zellen ja sind.

Ginseng bei Depressionen und anderen psychischen Störungen

Depressionen sind psychische Störungen, die in unserer modernen Zivilisationsgesellschaft sehr häufig vorkommen. Die Schulmedizin unterscheidet verschiedene Arten von Depressionen: Da gibt es einmal die reaktive Depression. Sie wird oftmals durch andere Krankheiten oder durch äußere Einflüsse ausgelöst. Die endogene Depression dagegen tritt scheinbar ohne erkennbare äußere Ursachen auf. Schließlich ist da noch die klimakterische Depression. Sie findet sich besonders bei Frauen

---

79 Rumrich 1993

in den Wechseljahren infolge der hormonellen Umstellung, wenn eine entsprechende Neigung zu Stimmungsschwankungen besteht.

Die sogenannte Winterdepression ist auf Mangel an Sonnenlicht während der dunklen Jahreszeit zurückzuführen und lässt sich durch künstliche Zufuhr von Vollspektrumlicht heilen. Offenbar spielt bei Depressionen, ebenso wie bei den meisten anderen typischen Zivilisationserkrankungen, aber auch die ungesunde Lebensführung der modernen Menschen eine Rolle. Zu viel Stress und zu wenig harmonischer Ausgleich zwischen Ruhe und Aktivität sind entscheidende Voraussetzungen für das Entstehen von Depressionen.

Depressive Menschen empfinden ihr Leben als vollkommen hoffnungslos. Sie fühlen sich innerlich leer und können weder Freude noch Trauer empfinden. Oft sind sie kaum imstande, einen Entschluss zu fassen und erst recht nicht, ihn auszuführen.

Depressive Verstimmungen können irgendwann im Leben eines jeden Menschen auftreten. Als Krankheit gelten sie erst, wenn sie über längere Zeit, mehr als sechs Monate, andauern.

Bei Depressionen, die als Reaktion auf ein unverarbeitetes schicksalhaftes Ereignis im Leben des Kranken zurückzuführen sind, führt eine psychotherapeutische Behandlung in vielen Fällen zu guten Erfolgen. Die von der Schulmedizin eingesetzten sogenannten Antidepressiva sind häufig zwar erfolgreich. Ihr Nachteil ist: Sie haben oft starke Nebenwirkungen.

Bei schweren Depressionen wird Ginseng allein nicht zur Heilung ausreichen. Sehr häufig lässt sich durch Einnahme von Ginseng aber eine Aufhellung des Stimmungszustands erreichen. Der bei depressiven Menschen meist stark herabgesetzte allgemeine gesundheitliche Zustand stabilisiert sich. Die Schlafqualität, die geistige und die körperliche Verfassung verbessern sich durch die Einnahme von Ginseng deutlich. Allein dadurch gelingt es oft schon, der Depression den Boden unter den Füßen wegzuziehen.

Der Arzt Dr. Bettermann führte an einem Hamburger Krankenhaus eine Untersuchung an 30 Patientinnen durch, die unter unterschiedlichen psychosomatischen Störungen litten. Bei ihnen traten immer wieder Erschöpfungen und depressive Versagenszustände auf. Außerdem litten sie unter psychisch bedingten Kreislaufregulationsstörungen, unter Antriebsarmut (bei einigen von ihnen nach Alkohol- und Tablettenmissbrauch) und unter Wechseljahrebeschwerden. Die Behandlung erfolgte neun Wochen lang mit täglich zwei mal einem halben Gramm Ginsengextrakt. Der Erfolg zeigt sich vor allem in einem Nachlassen typischer Stresssymptome, wie Nervosität und ständiger Müdigkeit. Die Gedächtnisleistungen und die Konzentrationsfähigkeit erhöhten sich beträchtlich. Die psychisch bedingten Kreislaufstörungen ließen nach oder verschwanden vollständig.[80]

In einem Langzeitversuch in Bern testete man die Wirkung von Ginseng auf die Psyche alter Menschen. 51 Versuchsteilnehmer erhielten drei Monate lang Ginseng. Bei 41 von ihnen zeigte sich eine deutliche Verbesserung der psychischen und körperlichen Leistungsfähigkeit, des Gedächtnisses, der Konzentration, der Belastbarkeit und der Stimmung.[81]

Selbst wenn Ginseng kein ausgesprochen typisches Heilmittel gegen schwere Depressionen ist, so lässt es sich doch wegen seiner stimmungsaufhellenden Wirkung sehr sinnvoll bei leichteren und mittelschweren Formen dieser Krankheit anwenden. Die heilende Wirkung beruht hier offenbar vor allem darauf, dass Ginseng den ganzen Organismus in eine bessere Verfassung bringt. Fühlt sich der Körper wohl, so lacht auch bald die Seele wieder. Denn Körper und Seele sind nun einmal eine untrennbare Einheit.

Ginseng und Krebs

Obwohl seit Jahrzehnten Unsummen in die Forschung gesteckt werden, ist das Rätsel der Krebskrankheiten noch längst nicht gelöst. Nach wie vor bleibt ein Großteil aller Krebskranken mit den heute üblichen Mitteln und Methoden ungeheilt. Das ist die tragische, statistisch belegte Wirklichkeit. Mit Stahl, Strahl und Chemie allein wird man auch in Zukunft kaum eine Verbesserung der Heilungschancen erreichen können. Um so wichtiger ist es, endlich den ganzen Menschen in die Krebsbehandlung einzubeziehen.

80 Bettermann 1881
81 Scholz 1979

Denn die Krankheit umfasst den ganzen Menschen. Sie ist mehr als nur ein Geschwür aus entgleisten Zellen, die dem Bauplan des Organismus nicht mehr gehorchen und deshalb vernichtet werden müssen.

Für die Entstehung von Krebs gibt es vielfältige Ursachen. Tibetische Ärzte sehen den Grund für die gewaltige Zahl der Krebserkrankungen im Westen als Preis für eine falsche Lebensführung. Sie sind der Auffassung, dass sich die Überreste nur teilweise ausgeheilter Krankheiten über Jahre anhäufen und schließlich Krebs zur Folge haben. Auch bei uns häufen sich Stimmen, die Krebs als Preis für eine sich immer weiter von der Natur entfernende Lebensgestaltung sehen. Stress, Bewegungsmangel, eine einseitige, wertlose Ernährungsweise, Genuss- und Umweltgifte schwächen die Immunabwehr und damit die Lebensfähigkeit des Organismus auf bedrohliche Weise. Die Folge: „Entgleiste" Zellen können nicht mehr unschädlich gemacht werden, obwohl solche „Zellentgleisungen" ein ganz normaler, alltäglicher Vorgang sind, mit dem die körpereigene Abwehr eines gesunden Menschen problemlos fertig wird.

Wenn diese Auffassung vom Krebsgeschehen richtig ist – und sehr viel spricht für ihre Richtigkeit -, so liegt es nahe, Krebs als eine Krankheit des ganzen Organismus anzusehen und zu behandeln. Konkret bedeutet das: Im Vordergrund der Krebsbehandlung müssen weit mehr als bisher Maßnahmen stehen, die die körpereigene Abwehr stärken. Und hier hat Ginseng offensichtlich einen besonders wichtigen Platz.

Mehrere neuere Untersuchungen in den USA und in Deutschland konnten die Wirkung einzelner Bestandteile der Ginsengwurzel gegen Krebszellen bestätigen.[82] Chinesische Forscher behandelten 63 Magenkrebspatienten mit Ginseng. Sie stellten fest, dass sich die körpereigene Abwehr nach einer Chemotherapie bei ihnen deutlich erhöhte.[83]

Eine Studie aus Japan zeigte, dass Ginsengwirkstoffe imstande sind, das Wachstum der Tumorzellen bei einem Patienten mit Magenkrebs zu verhindern.[84]

---

82 Baek et. al. 1996; Fan et. al. 1995
83 Lin et. al. 1995
84 Saita et. al.1995

Wie Ginseng solche Heilwirkungen entfaltet, ist noch nicht bis ins einzelne geklärt. Man nimmt an, dass seine Wirkstoffe die Fähigkeit der Fresszellen (Makrophagen) erhöhen, Krankheitserreger und auch Krebszellen zu vernichten.

Durch Blutuntersuchungen stellte sich heraus, dass Ginseng bei akuter Virus-Hepatitis (Typ B) die sonst übliche Behandlung vorteilhaft unterstützte und so half, den Übergang der Krankheit in ein chronisches Stadium zu verhindern. Offenbar verhindert Ginseng selbst die Neigung zu allergischen Reaktionen. Sie haben in den letzten Jahren, wahrscheinlich bedingt durch die hohe Umweltbelastung, stark zugenommen.[85]

Obwohl die Ginsengwurzel keine direkten Fähigkeiten hat, bestimmte Arten von Viren oder Bakterien zu vernichten, erhöht sie doch deutlich die Fähigkeit des Organismus, mit allen möglichen Krankheitserregern fertig zu werden.

Wünschenswert wäre die Durchführung genauerer Untersuchungen, inwieweit Ginseng Krankheitsausfälle durch einfache Erkältungskrankheiten und durch die jährliche Grippewelle verhindern oder wenigstens verringern kann. Die Ärzte bezeichnen diese Erkrankungen zwar als „banale Infektionen". Doch so banal sind sie nicht. Sie fügen unzähligen einzelnen Menschen und der gesamten Volkswirtschaft beträchtlichen Schaden zu.

Ginseng bei modernen Zivilisationserkrankungen

Die Zahl der modernen Zivilisationserkrankungen nimmt auf unheimliche Weise zu. Immer mehr Menschen leiden heute unter Pilzerkrankungen nicht nur an den Nägeln und der Haut, sondern im Darm, im Blut und den verschiedensten inneren Organen, beispielsweise der Lunge oder der Leber.

Aus der Natur wissen wir, dass Pilze dort alles Kranke, Geschwächte befallen, um es in den Kreislauf der Natur zurückzuführen. Wenn also auch der Mensch zunehmend Lebensraum für Pilze bietet, müssen wir uns fragen, was ihn so geschwächt hat. Tatsache ist: Wir haben es heute

85 Rumrich 1993, 91

in unserem Lebensraum mit Umweltbelastungen zu tun, wie sie in diesem Ausmaß noch nie dagewesen sind. Das explosionsartige Ansteigen der Pilzerkrankungen, Allergien, Immunabwehrschwächen (gemeint ist hier nicht nur AIDS) und neuen Krankheiten wie zum Beispiel dem so genannten Chronischen Müdigkeitssyndrom (CFS) ist eine deutliche Antwort auf diese Umweltbelastungen.

Hier folgt ein Überblick über die wichtigsten Ursachen:

- Der immer stärkere Einsatz von Antibiotika, Sulfonamiden, Cortison, Hormonpräparaten (z.B. Antibabypille) und anderen schädlichen Wirkstoffen fördert das Pilzwachstum, indem er die körpereigene Abwehr immer wieder in ihrem Reinigungsbemühen unterdrückt und schwächt. Die genannten Medikamente vernichten nicht nur krankheitserregende Bakterien, sondern auch die wichtigen, uns schützenden Darmbakterien. Wo diese fehlen, breiten sich Pilze ungehindert aus.
- Der ständig zunehmende Elektrosmog durch Strom und immer mehr Funk- und Fernsehwellen, Telefone, Satellitenfunk und ein sich ständig weiter ausbreitendes Radarsystem, die zunehmende Belastung durch Gifte in Umwelt und Nahrung sowie durch erhöhte Radioaktivität schädigen unseren Organismus in seiner Abwehrfähigkeit deutlich.
- Hinzu kommen falsche Ernährungsgewohnheiten mit zu viel Zucker, Weißmehl, Fleisch und tierischen Fetten und zu viel Alkohol.
- Die Zunahme chemischer Gifte im Körper, allen voran das Amalgam aus Zahnfüllungen.
- Das Verlassen des natürlichen Pflanzenanbaus.
- Energetisch totes Trinkwasser, das mit Nitrat und Pestiziden belastet ist und keine Lebensenergie mehr vermitteln kann.
- Genussmittel aller Art, wie beispielsweise Rauchen, Kaffee, Alkohol und Drogen.
- Unkonzentriertes, hastiges Essen in zu reichlichem Maße. Dadurch kann das für den Verdauungsvorgang wichtige Einspeicheln im Mund nicht hinreichend stattfinden. Ein großer Teil der Nahrung wird da-

her nicht mehr richtig verwertet und geht im Darm in Gärung und Fäulnis über. Das fördert die falschen Bakterien und Pilze in ihrem Wachstum.

- Stress, Unruhe in der gesamten Lebensführung, ständige Berieselung durch Fernsehen und Radio, Verkehrslärm, berufliche Überforderungen, Kummer, negatives Denken, Hetze, Termindruck, Angst und Aufregungen.
- Das fehlende Sich-eingebettet-Fühlen in eine kosmische Ordnung und in die Natur fördert das lebensfeindliche Gefühl der Sinnlosigkeit und des Alleingelassenseins.

Ginseng allein kann selbstverständlich nicht alle diese Verstöße gegen eine natürliche Lebensordnung beseitigen. Dazu wären tiefgreifende Veränderungen in unserer Gesellschaft erforderlich. Doch Ginseng hilft, die gesundheitsschädigenden Folgen der Lebensumstände unserer westlichen Zivilisation abzufangen und auszugleichen.

Forschungen über die Ginsengwirkung liegen noch längst nicht über alle genannten typischen modernen Zivilisationserkrankungen vor. Etliche hier beschriebene Krankheitsbilder sind ja noch verhältnismäßig neu. Alle bisherigen Untersuchungen legen den Schluss nahe: Ginseng wirkt nicht als spezielles Mittel gezielt gegen bestimmte Krankheiten, sondern durch seine harmonisierende Wirkung erhöht sich die Abwehrfähigkeit des Organismus gegen die unterschiedlichsten Krankheitsformen. Nichts anderes haben die alten chinesischen Ärzte schon vor rund 4000 Jahren erkannt.

Ginseng als Alternative zur Hormonkur

Die Wechseljahre sind für viele Frauen eine krisenhafte Zeit in ihrem Leben. Die Kinder sind aus dem Haus. Und viele Frauen zwischen 40 und 50 schaffen es mit all ihrer Lebenserfahrung, mit ihrem Wissen und mit großer Energie, sich in einem beispielhaften Neuanfang durchzusetzen. Das Weibliche in ihnen muss dabei nicht zu kurz kommen, obwohl es ihnen gerade in dieser Zeit manchmal zu schaffen macht.

Die Wechseljahre sind eine Zeit der körperlichen und seelischen Veränderungen. Die körpereigene Hormonproduktion des Östrogens in den Eierstöcken lässt nach. Zusammen damit kommt es zu den typischen Wechseljahrbeschwerden. Sie haben im Grunde zwar keinen Krankheitswert, können aber die Leistungsfähigkeit, Stimmung und das gesamte Lebensgefühl stark beeinflussen. Viele Frauen leiden in dieser Zeit unter Schweißausbrüchen, Hitzewallungen, Herzklopfen und Schwindelgefühlen. Empfinden von Unbehagen, innerer Unruhe, Reizbarkeit und Erschöpfung treten verstärkt auf, auch Schlafstörungen. Sie führen dann am Tage wiederum zu Müdigkeit und Konzentrationsschwierigkeiten. Angst vor den täglichen Anforderungen, vor Versagen im Beruf oder in der Liebe breitet sich aus. Manche Frau möchte sich in dieser Zeit am liebsten verkriechen und verstecken.

Die Schulmedizin steht diesem Problem ziemlich hilflos gegenüber. Viele Ärzte sagen ihren Patientinnen, ihre Wechseljahrbeschwerden seien auf den normalen Alterungsprozess zurückzuführen. Damit müssten sie leben. Andere versuchen, durch Medikamente einen Ausgleich für das fehlende körpereigene Östrogen zu schaffen. Aber solche Hormontherapien sind umstritten. Sie erhöhen das Krebsrisiko und die Thrombosegefahr um ein Vielfaches.[86]

Sicherlich sind die Wechseljahre unvermeidbar. Aber Nebenwirkungen müssen nicht zwingend auftreten. Ein gesunder, widerstandsfähiger Körper steht diese Krise ohne große Schwierigkeiten durch. Ginseng kann dabei mit seiner das Hormonsystem harmonisierenden Wirkung entscheidende Hilfe leisten.

Eine schon vor längerer Zeit in Deutschland durchgeführte Studie erbrachte dazu interessante Aufschlüsse: Ein Gynäkologe führte einen klinischen Versuch durch, an dem 72 Frauen teilnahmen. Sie alle litten unter Wechseljahrebeschwerden. Ihnen gab man ein Ginseng-Vitamin-Präparat. Eine gleich große Kontrollgruppe von Frauen erhielt Placebos. Während der Ginsengbehandlung klangen Symptome wie Hitzewallungen, nächtliche Schweißausbrüche, nervöse Anspannung, Kopfschmerzen

86 Fulder 1985, 247 und 1995, 195

und Herzklopfen sehr schnell ab. Bei durch die Wechseljahre bedingten Depressionen, Schlafstörungen und sexuellen Problemen zeigten sich ebenfalls deutliche Besserungen. Bei 43 Frauen, die Ginseng erhielten, verschwanden die Symptome vollständig. In der Placebo-Gruppe erreichten dagegen nur 14 Frauen völlige Symptomfreiheit.[87] Aus der ehemaligen Sowjetunion liegen ähnlich positive Erfahrungsberichte vor.

Ginseng stärkt offenbar nicht nur die körpereigene Östrogenproduktion, sondern regt das gesamte Hormonsystem an. So erklärt sich, daß viele Patientinnen nach der Ginsengbehandlung von einem insgesamt stärkeren und ausgeglicheneren Lebensgefühl berichten.

Ginseng stärkt Sexualität und Fruchtbarkeit

Vor allem im alten China stand die Ginsengwurzel in dem Ruf, ein potenzanregendes Mittel zu sein. Wer ihr diese Wirkung zuschreibt, der liegt nicht ganz falsch. Ginseng ist offenbar imstande, die grundlegenden Reserven an Lebensenergie aufzufüllen. Sie sind für die Gesundheit allgemein wichtig, beeinflussen natürlich aber auch das Sexualverhalten. Wer sich krank, elend oder gestresst fühlt, hat meist wenig Interesse an sexuellen Aktivitäten. Und umgekehrt gilt: Menschen, die sich rundum pudelwohl fühlen, verfügen im allgemeinen über mehr sexuelle Energien.

Ginseng wirkt anregend und ausgleichend auf das gesamte Hormonsystem,[88] daher natürlich auch auf die Funktionsfähigkeit der Sexualorgane. Klinische Untersuchungen zeigten sehr positive Ergebnisse bei Menschen, die unter Potenz- oder Fruchtbarkeitsstörungen litten. So fanden Forscher in Japan heraus, dass Ginseng bei Männern, welche zu wenig Samen bildeten, zu einer Erhöhung der Spermaproduktion führte. Dadurch konnte ihre Fruchtbarkeit wiederhergestellt werden.[89]

In England untersuchte eine Forschergruppe die Wirkung von Ginseng an 90 Männern, die unter Potenzstörungen litten. Nach der Behandlung

---

87 Warnecke 1974, zit. nach Fulder 1995, 196 f.

88 Yamamoto et. al. 1980 und 1981

89 Ishigami et. al. 1973

mit Ginseng stellten sie bei den meisten von ihnen eine bessere Erektionsfähigkeit und ein Ansteigen des Wunsches nach sexueller Aktivität fest.[90]

Ginseng und die Sehfähigkeit

Bisher gibt es nur wenige Untersuchungen über die Wirkung von Ginseng auf die Sehfähigkeit. Die bislang vorliegenden Ergebnisse gehen in zwei unterschiedliche Richtungen: Einmal erhöht Ginseng offenbar schon nach kurzfristiger Einnahme die Sehschärfe. Zum anderen scheint sich das Auge schneller an das Sehen bei Dunkelheit anzupassen.[91]

Ginseng bei Magengeschwüren und Darmproblemen

Ginseng enthält Saponine, die seifenähnliche Eigenschaften haben. Durch sie können die mit der Nahrung aufgenommenen Fette besser verteilt in den Darm gelangen. Dadurch gelingt ein schnellerer und intensiverer Kontakt zu den Fett spaltenden Enzymen. Das fördert den Verdauungsprozess. Beobachten konnte man auch, dass sich unter Einfluss von Ginseng die Beweglichkeit von Magen und Darm erhöhte.

Doch die hier genannten Eigenschaften der Saponine allein erklären noch nicht die stark heilende Wirkung der Ginsengwurzel bei gesundheitlichen Problemen im Magen- und Darmbereich. Mehrere unterschiedliche, noch nicht bis in alle Einzelheiten bekannte Heilungsmechanismen wirken hier offenbar zusammen. Etliche, unabhängig voneinander durchgeführte klinische Untersuchungen bestätigen die sehr günstige Heilwirkung von Ginseng bei Magengeschwüren.[92]

Ginseng bei Haut- und Haarproblemen

Der Gesundheitszustand eines Menschen spiegelt sich in der Beschaf-

90 Choi et. al. 1995
91 Rumrich 1993, 94
92 Matsuda et. al. 1984; Sato et. al. 1980

fenheit seiner Haut und seines Haars wieder. Wir alle kennen das: Fühlen wir uns krank, so will unsere Frisur keine akzeptable Form annehmen. Deshalb gehen Frauen während ihrer Monatsregel nicht zum Frisör. Sie wissen, der Erfolg würde sich in sehr engen Grenzen halten.

Die Haut kranker Menschen wirkt oft stumpf, rau, matt und grau. Und kranke Tiere erkennt man meist an ihrem ruppigen, ungepflegt wirkenden Fell, während das Haarkleid gesunder Tiere eher seidig glänzend und glatt wirkt.

Ginseng hat einen positiven Einfluss auf die Beschaffenheit der Haut und der Haare. Versuche mit Kaninchen ergaben ein besseres Wachstum und mehr Glanz des Fells, wenn man die Tiere mit einer besonderen ginsenghaltigen Kost fütterte.[93]

Bei älteren Menschen, die Ginseng einnahmen, konnte man einen Rückgang des Haarausfalls beobachten. Ebenfalls bei alten Menschen verringerte sich die Trockenheit und Faltigkeit der Haut, wenn man sie äußerlich mit Ginseng behandelte. Auch übermäßige Pigmentbildung, die sogenannten Altersflecken, und zu starke Hornhautbildungen ließen sich mit Ginseng vermindern. Die elastischen Fasern des Bindegewebes kräftigten sich. Das Haar gewann auch dann an Kraft und an Glanz, wenn man Ginseng innerlich anwandte. Darin drückt sich der allgemein verbesserte Gesundheitszustand aus. Erste positive Ergebnisse liegen auch bei der Behandlung von Akne und Hautjucken (Pruritis) mit ginsenghaltigen Mitteln vor.

Ginseng gewinnt damit starke Bedeutung für die Kosmetik. Denn immer mehr setzt sich in modernen Kosmetik-Fachkreisen die Erkenntnis durch, dass echte Schönheit von innen her kommt und nicht so sehr durch ein äußerliches Übertünchen vorhandener Schwachstellen.

Ginseng gegen den Kräfteverfall im Alter

Vieles spricht dafür, dass sich das Ablaufen unserer Lebensuhr um Jahrzehnte herausschieben lässt. Das klingt wie Zukunftsmusik. Doch die Zukunft hat längst begonnen.

93 Rumrich 1993, 93

Das Alter müssen wir nicht unbedingt mit schütterem Haar, Nachlassen der körperlichen und geistigen Kräfte, mit Schwäche, runzliger Haut, krankem Herzen, schwachen Augen und allen möglichen Zipperleins in Verbindung bringen. Altersbedingte Krankheiten sind fast immer eine Folge nachlassender Widerstandskraft. Doch wir können selbst eine Menge dafür tun, diese Widerstandskraft zu stärken und ihren vorzeitigen Verschleiß zu verhindern. Ginseng leistet dabei unschätzbare Hilfe. Am stärksten kann die Wunderwurzel aus dem Osten ihre Lebenskraft spendende Wirkung entfalten, wenn zugleich die übrige Lebensführung stimmt.

Stress ist der Hauptfeind unserer Lebensenergie: Ein wichtiger Grund, rechtzeitig mit Hilfe meditativer Techniken Gelassenheit zu lernen.

Aber auch Bewegungsmangel führt schneller zur Erschöpfung unseres Vorrats an Lebensenergie. Denn wer rastet, der rostet nun einmal.

Sehr viel liegt an unserer Ernährungsweise. Besteht sie überwiegend aus pflanzlicher Frischkost, so verbessern wir unsere Lebenschancen beträchtlich. Die meisten Menschen in unserem Kulturkreis ernähren sich zu kalorienreich. In Tierversuchen stellte sich heraus, daß Kalorienentzug die wirksamste Methode zur Lebensverlängerung ist. Bei Tieren, denen man eine kalorienarme Diät gab, erhöhte sich die Lebensdauer deutlich.[94] Zwar kann Ginseng letztlich das Altern nicht verhindern. Aber die Auswirkungen des Alterns lassen sich mit Hilfe der Heilwurzel aus dem Osten eindeutig verringern.

Bei Untersuchungen in deutschen Altersheimen stellte sich heraus, dass Ginseng bei zahlreichen Versuchsteilnehmern zu deutlichen Besserungen im körperlichen und im psychischen Bereich führte. Die Anzahl depressiver Verstimmungen nahm ab. Blutdruck- und Blutzuckerwerte normalisierten sich.[95]

Andere, in Italien durchgeführte wissenschaftliche Untersuchungen konnten nachweisen, dass Ginseng der Energie älterer Menschen ungeheueren Auftrieb gab. Die körperliche und geistige Beweglichkeit der Versuchsteilnehmer erhöhte sich. Depressionen und Melancholie traten

94 Ross et. al. 1976, zit. n. Fulder 1995, 201
95 Fulder 1995, 202

seltener auf. Die innere Kraft, die Integration der Persönlichkeit, Eigeninitiative, Konzentration, Gedächtnisleistungen und die allgemeine psychische Verfassung zeigten deutliche Verbesserungen.[96] Modellversuche ergaben, dass Ginseng Degenerationserscheinungen des Gewebes, wie sie für das Altern typisch sind, verhindern kann. Ginseng regte den Zellstoffwechsel und das Immunsystem alter Menschen an.[97] Mit weiteren interessante Forschungsergebnissen ist in den nächsten Jahren zu rechnen. Doch schon jetzt lässt sich eindeutig absehen: Ginseng ist in der Lage, den Alterungsprozess mit seinen Verschleißerscheinungen aufzuhalten, ihn zu verzögern und die Zahl erfüllter Lebensjahre deutlich zu verlängern.

Ginseng kann noch mehr

Die Zahl wissenschaftlicher Forschungen aus allen möglichen Ländern über die Heilwirkung der Ginsengwurzel umfasst mehrere Hunderte. Und laufend erscheinen noch neue Untersuchungen. Es ist nicht möglich, sie alle hier wiederzugeben. Interessanterweise kommt kaum einer dieser vielen Beiträge zu negativen Ergebnissen, in denen sich also keine Heilwirkung bei der Anwendung von Ginseng feststellen ließ. Fast alle Untersuchungen bestätigten deutlich positive Heileigenschaften.

Zum Abschluss dieses Kapitels sollen wenigstens stichwortartig noch einige Hinweise auf weitere heilende Eigenschaften der Ginsengwurzel folgen: Sie hat offensichtlich fiebersenkende und entzündungshemmende Wirkung. Außerdem ließen sich schmerzstillende Eigenschaften nachweisen. In Modellversuchen gelang es, eine Erhöhung des Harnsäurespiegels zu verhindern. Sie ist typisch für Gichterkrankungen. Bei Rheumapatienten konnte man Gelenkneuralgien lindern. Besserungen bei Koordinationsstörungen zwischen rechter und linker Gehirnhälfte, die unter anderem zu Stottern und Bettnässen führen können, traten unter Ginsengeinfluss ein. Ginseng unterstützt die Blutbildung aktiv. Bei Patienten, die unter verschiedenen Formen von Blutarmut (Anämie) litten, besserte

96 Poggi et. al. 1972, zit. n. Fulder 1995, 202
97 Rumrich 1993, 100

sich der Blutzustand deutlich. Bei frisch Operierten, die nach einem größeren chirurgischen Eingriff Ginseng erhielten, nahm die Zahl der roten Blutkörperchen wesentlich schneller zu als bei einer Vergleichsgruppe.

Unterschiedliche Produktformen

Ginseng kommt in unterschiedlichen Formen in den Handel, als Granulat oder auch als Extrakt zur Instant-Tee-Bereitung, als Pulver, in Kapseln, als ganze oder in Scheiben geschnittene Honigwurzeln oder als Tinktur, vermischt mit allerlei anderen Wirkstoffen und Getränken, selbst mit Wein.

Extrakt

Zur Herstellung von Ginsengextrakt legt man die frisch geernteten und gereinigten Wurzeln in Alkohol. Die Wirkstoffe des Ginsengs lösen sich auf diese Weise in der Flüssigkeit. Später entzieht man dieser Flüssigkeit den Alhohol durch Verdampfen. Der fertige Extrakt ist zähflüssig und sieht bräunlich-schwarz aus. Er eignet sich gut, um Ginseng-Tee zuzubereiten. Rührt man ein wenig von dem Extrakt in einer Tasse mit heißem Wasser an, so entsteht ein würziger, kräftig brauner, gutschmeckender Tee. Er enthält praktisch alle Wirkstoffe der frischen Ginsengwurzel.

Granulat

Aus dem Extrakt lässt sich durch weitere Verarbeitung Granulat herstellen. Es eignet sich besonders, um daraus Instant-Tee zuzubereiten. Denn das Granulat löst sich sofort in Flüssigkeit auf. Bei der Herstellung wird Ginsengextrakt mit Traubenzucker und Milchzucker gemischt, anschließend getrocknet und schließlich zu unregelmäßigen kleinen Körnchen verarbeitet.

Pulver

Ginsengpulver besteht nach den Angaben der Hersteller aus reiner Ginsengwurzel. Bei der Herstellung werden die Wurzeln nach dem

Trocknungsprozess nur gemahlen und dann ohne jeden weiteren Zusatz luftdicht in Gläser verpackt. Der Vorteil bei Ginsengpulver ist, dass es den reinen Ginsengwirkstoff unverdünnt und unverarbeitet enthält. Das Pulver eignet sich direkt zum Einnehmen. Man sollte es allerdings einige Augenblicke lang im Mund behalten, bis es vom Speichel durchdrungen ist. Dadurch kann es aber auch besonders gut durch die Mundschleimhäute wirken und nicht nur über den Verdauungstrakt.

Wer trockenes Pulver nicht so gern einnehmen mag, der kann es in Fruchtsäften auflösen oder in Joghurt, Salate oder ähnliche Speisen mischen oder einfach einen Schluck Wasser nachtrinken.

Kapseln

Ginsengkapseln enthalten ausschließlich Pulver aus fein gemahlenen Ginsengwurzeln. Ihr Vorteil liegt darin, dass sie sich verhältnismäßig leicht einnehmen lassen. Ihr Nachteil: Der Organismus kann die Wirkstoffe nicht über die Mundschleimhäute, sondern nur über den Verdauungstrakt aufnehmen. Und: Manche Menschen schlucken nicht so gern Kapseln.

Honigwurzeln

Die Hersteller in Korea reinigen frisch geerntete Ginsengwurzeln und legen sie dann sofort in naturreinen Bienenhonig. Die Wurzeln ritzen sie an mehreren Stellen ein, damit der Honig besser eindringen kann. Dieses Honigbad konserviert den Ginseng und sämtliche Heilwirkstoffe bleiben erhalten. Nach einem anschließenden kurzen Trocknen werden die Wurzeln luftdicht verpackt.

Durch die Behandlung mit Honig nehmen sie eine rötliche bis hellbraune Farbe an. Sie sind verhältnismäßig weich. Man kann deshalb leicht Stücke davon abbeißen oder abschneiden und im Mund behalten, bis sie wie von selbst zergehen. Im Handel gibt es auch fertig in Stücke geschnittene Ginseng-Honigwurzeln.

Honigwurzeln sind eine besondere fernöstliche Spezialität mit langer Tradition. Die Süße des Honigs verträgt sich gut mit dem eher erdigherben Geschmack des Ginsengs.

Kombinierte Ginseng-Präparate

Die Koreaner verarbeiten Ginseng in noch einer ganzen Reihe anderer Zubereitungsarten, zum Beispiel als Ginseng-Tinktur, Ginseng-Elixier, Ginseng-Tabletten, Ginseng-Getränke, sogar Ginseng-Wein.

Teilweise stellen auch Firmen erst in den Verbraucherländern Mischprodukte aus importiertem Ginseng her. Doch diese Produkte enthalten manchmal nur wenig Ginseng. Ihre Wirksamkeit ist entsprechend niedrig. Wer also Ginseng-Mischprodukte kauft, sollte darauf achten, dass sie genügend Ginseng enthalten.

Preise vergleichen

Die Preise der einzelnen Firmen für ihre Ginsengprodukte weichen stark voneinander ab. Deshalb lohnt sich in jedem Falle ein Preisvergleich. Teilweise bezahlen die Kunden eine aufwändige Verpackung mit.

Ginseng als Extrakt bietet ein sehr günstiges Preis-Leistungsverhältnis. Man bekommt also viel Ginseng-Wirkstoffe für sein Geld. Ginsengpulver liegt im Preis ebenso günstig. Der Vorteil ist hier, dass der Wirkstoff weniger bearbeitet worden ist. Der Nachteil: Manche Menschen können das trockene Pulver schlecht einnehmen.

Am besten entscheiden Sie sich für echten koreanischen Ginseng. Er enthält mehr und qualitativ höherwertige Wirkstoffe als beispielsweise der amerikanische Ginseng.

Der Preis für den Tagesbedarf an Ginseng (ein Gramm) beginnt je nach Produkt bei etwa 0,40 Euro.

Ginseng für alle

Ginseng eignet sich grundsätzlich für jeden, der das Empfinden hat, ihm fehle es an Lebensenergie. Von daher kommt die Anwendung besonders in der Genesungszeit nach einer längeren Erkrankung in Frage, ebenso aber für akut und für chronisch Kranke oder für Menschen, die zeitweise besonders starkem Stress ausgesetzt sind.

Es gibt praktisch keine Krankheit, bei der die Anwendung von Ginseng ungeeignet wäre. Ebensowenig gibt es Einschränkungen vom Lebensalter her. Ginseng kann man Kindern geben, die unter Schulstress leiden. Ihre Lernfähigkeit läßt sich mit Hilfe von Ginseng oft deutlich erhöhen. Ginseng eignet sich aber in gleicher Weise für Leistungssportler und für Menschen, die auf der Höhe ihres Lebens besonderen Belastungen standhalten müssen. Für die Anwendung im Alter bestehen keinerlei Begrenzungen oder Hinderungsgründe. Alte Menschen blühen oft regelrecht auf, wenn sie einige Zeit lang Ginseng bekommen.

Wer dauerhaft Medikamente einnehmen muß, sollte diese nicht absetzen, sondern Ginseng zusätzlich anwenden. Immer wieder lässt sich beobachten, dass Ginseng nicht nur gegen die eigentliche Krankheit hilft, sondern auch gegen die Nebenwirkungen von Medikamenten, welche diese Krankheit bekämpfen sollen.

Wo Sie Ginseng bekommen

Alle Ginsengprodukte kann man in Apotheken, Reformhäusern, Drogerien und Gesundheitsläden kaufen.

Wichtig ist, daß Sie darauf achten, reine Ginseng-Erzeugnisse zu bekommen. Manche der auf dem Markt angebotenen Mittel (Tonica) enthalten nur Spuren von Ginseng, der Rest besteht beispielsweise aus Südwein.

Die Dosierung

Die meisten Menschen spüren die Wirkung von Ginseng schon nach der ersten Einnahme. Seine volle Wirkung entfaltet Ginseng jedoch erst nach rund zwei Wochen.

Empfehlenswert ist, zweimal im Jahr jeweils etwa drei Monate lang eine Ginsengkur durchzuführen. Viele Menschen lassen es zu einer festen und guten Gewohnheit werden, jeden Tag ihre Tasse Ginsengtee zu trinken oder Ginseng auf andere Weise einzunehmen. Da Ginseng nicht aufputscht, sind keinerlei Abhängigkeitserscheinungen wie etwa bei Kaffee zu erwarten.

Die tägliche Ginsengmenge sollte bei einem Gramm liegen. Das ist etwa ein gestrichener Messlöffel voll Ginseng-Extrakt oder Granulat oder Ginsengpulver. Bei etlichen Ginsengprodukten ist jeder Packung ein Messlöffel beigefügt. Sie können sonst aber auch jeden Tag eine Messerspitze voll einnehmen.

Abweichungen in der Dosierung schaden nicht. Im Gegenteil: Indem Sie ausprobieren, finden Sie am besten die für Sie persönlich optimale Dosierung heraus. Vor einem besonders anstrengenden Tag ist es ohne weiteres möglich, die Tagesdosis verdoppeln oder sogar auf das Dreifache zu erhöhen. Auf diese Weise lässt sich kurzfristig ein hohes Energiepotential aufbauen, wenn Sie vor körperlichen oder geistigen Höchstleistungen stehen, z.B. bei sportlichen Wettkämpfen oder bei Prüfungen.

Am besten nehmen Sie Ginseng morgens ein. Sie fühlen sich dann den ganzen Tag über leistungsfähiger.

Nebenwirkungen?

Ginseng ist vollkommen unschädlich und hat keinerlei Nebenwirkungen. Negative Wechselwirkungen mit anderen Medikamenten sind nicht zu befürchten. Im Gegenteil: Oft kann die Dosierung anderer Medikamente herabgesetzt werden, weil der Organismus durch Ginseng wieder gesünder reagiert. Manchmal lassen sich andere Medikamente dann sogar völlig absetzen. Am besten sprechen Sie mit Ihrem Arzt darüber.

Bezugsquellen, Preise

Ling Zhi-Schrot

Kräuterversand Frank-Daniel Schulten

Karnacksweg 38
58636 Iserlohn
Tel./Fax: 02371-689852
www.jiaogulan-kräuterschrot.de

Der Preis für eine 45-Gramm-Packung liegt bei 17 Euro

Ling Zhi-Kapseln

Bacopa Handels- & Kulturges. m.b.H.

Waidern 42
A-4521 Schiedlberg/Österreich
Tel.: (+43) 07251-22235
Fax: (+43) 07251-22235-16
E-Mail: office@bacopa.at
Internet: www.bacopa.at

180 Ling Zhi Kapseln kosten ca. 20 Euro

Jiaogulan-Schrot

Kräuterversand Frank-Daniel Schulten

Karnacksweg 38
58636 Iserlohn
Tel./Fax: 02371-689852
www.jiaogulan-kräuterschrot.de

Der Preis für eine 75-Gramm-Packung beträgt ca. 15,50 Euro

Jiaogulan-Tee

Jiaogulantee-Shop

Von Göler-Weg 4
69412 Eberbach
Tel.: 06271-806634
Fax: 06271-806636
www.jiaogulantee.de

DMC International Trading GmbH

Eichsfelder Str. 2
40595 Düsseldorf
Tel.: 0211-179457-0
Fax: 0211-179457-29
www.dmc-natur.de

Alles Gesunde

Otto-Raupp-Str. 5
79312 Emmendingen
Tel.: 07641-9356-99
Fax: 07641-9356-99
www.allesgesunde.de

Jiaogulan-Kapseln

Bacopa Handels- & Kulturges. m.b.H.

Waidern 42
A-4521 Schiedlberg/Österreich
Tel.: (+43) 07251-22235
Fax: (+43) 07251-22235-16
E-Mail: office@bacopa.at, Internet: www.bacopa.at
100 Kapseln zu 400 mg kosten ca. 19 Euro

Jiaogulan als Topfpflanze

Gärtnerei Rühlemanns

Kräuter und Duftpflanzen
Auf dem Berg 2
27367 Horstedt
Tel.: 04288-928558
Fax: 04288-928559

Gartenmagie Keller

Gregor Keller
Markfelder Str. 32
45711 Datteln
Tel.: 02363-361288
Fax: 02363-361289
Mobil: 0173-2970258
E-Mail: g.keller@gartenmagie-keller.de
Internet: www.gartenmagie-keller.de
Eine Jiaogulanpflanze kostet je nach Größe ca. 4 bis 7 Euro

Ginseng

Bacopa Handels- & Kulturges. m.b.H.

Waidern 42
A-4521 Schiedlberg/Österreich
Tel.: (+43) 07251-22235
Fax: (+43) 07251-22235-16
E-Mail: office@bacopa.at
Internet: www.bacopa.at

Allcura Naturheilmittel GmbH

Reichenäcker 7
97877 Wertheim
Tel.: 09342-9611-0
Fax: 09342-9611 96
E-Mail: info@allcura.de
Internet: www.allcura.de

Die Preise für eine 25- bzw. 30-Gramm-Packung mit Ginseng-Kapseln, -Pulver oder -Extrakt liegen zwischen 12 und 42 Euro.

Stichwortverzeichnis

In diesem Verzeichnis finden Sie die wichtigsten in diesem Buch beschriebenen Gesundheitsbegriffe und Krankheitssymptome in alphabetischer Reihenfolge geordnet. So können Sie leichter herausfinden, welches der hier dargestellten Mittel aus der chinesischen Medizin sich jeweils bei einem bestimmten Krankheitsbild am besten eignet.

Literatur

Arichi, Shigeru et. al.: Prevention of glucocorticoid side effects by saponins of Gynostemma pentaphyllum, Kokai Tokkyo Koho / Japan, 1985, 60 (105), 525

Arichi, Shigeru et. al.: Saponins of Gynostemma pentaphyllum as neoplasm inhibitors, Kokai Tokkyo Koho / Japan 1985, 60 (105), 627

Arichi, Shigeru et. al.: Saponins of Gynostemma pentaphyllum as tonics, Kokai Tokkyo Koho / Japan 1985, 60 (105), 626

Baek, N.I. et. al.: Ginsenoside Rh 4, a Genuine Dammarane Glycoside from Korean Red Ginseng, Planta. Med. 1996, 62(1), 86-87

Bankhofer, Hademar/Dolinschek, Karl-Heinz/Hörtnagel, Peter: Heilen mit dem Reishi-Pilz, 4. Auflage, Leoben 2005

Bettermann, A.: Eine alternative Therapieform psychosomatischer Krankheitsbilder durch Ginseng-Extrakt (1981), Sonderdruck bei Werner & Winkler Naturheilmittel GmbH, 97866 Wertheim

Bombardelli, E. et. al.: The Effect of Acute and Chronic Ginseng Saponin Treatment on Adrenal Function: Biochemical and Pharmacological Aspects, Proc. 3rd Int. Ginseng Symp., 1980, S. 9

Böttcher, Helmuth M.: Wunderdrogen. Die abenteuerliche Geschichte der Heilpilze, Berlin 1959

Brekhman, I. I.: Zen-shen, State Publishing House for Medical Literature, Leningrad 1957

Chang, H.M. et. al.: Lingzhi, in: Pharmacology and Applications of Chinese Materia Media, Singapur 1986

Chang, Y. S. et. al.: The Effect of Ginsenoide-triol on the Post-operative Recovery in Gynecology Patients, Proc. 2nd Int. Ginseng Symposium, 1978

Cheng, H. W. et. al.: Clinical study on the effect of gypenosides on hyperlipaemia in 46 patients with diabetes mellitus, Jourla of Applied Combined Chinese and Western Medicine 1997, 10 (19), 1879

Cheng, J.G. et. al.: Investigation of the plant jiaogulan and its analogous herb, Wulianmei, Zhong Cao Jao 1990, 21 (9), 424

Choi, K.H et. al.: Clinical Efficacy of Korean Red Ginseng for Erectile Dysfunction, Int.J. Impot.Res. 1995, 7(3), 181-6

Ehlers, Susanne: Chinesische Heilpilze. Heilerfolge durch uraltes Wissen. Wirkung und Anwendung, Stuttgart 2003

Fan, Z.H. et. al.: Enhancement of Nitric Oxide Production from Activated Macrophages by a Purified Form of Ginsenoside (Rg 1), Am-J-Chin-Med. 1995, 23 (3-4), 279-87

Fulder, S.: Das Buch vom Ginseng. Anwendung, Wirkung, Heilkraft, München 1995

Fulder, S.: Tao der Medizin. Ginseng. Östliche Arzneien und die Pharmakologie harmonisierender Heilmittel, Basel 1985

Goodman, S.: Germanium – Für eine bessere Gesundheit und ein längeres Leben, Hoya 1988

Han, M. Q. et. al.: Effects of 24 Chinese medicinal herbs on nucleid acid, protein and cell cycle of human lung adenocarcinoma cell, Chung Kuo Chung His I Chieh Ho Tsa Chih (FIF) 1995, Mar, 15 (3), 147-149

Harnisch, Günter: Das Glück im Sandkorn. Ein neues Lebensgefühl entdecken. Wie Sie auf Überflüssiges verzichten und aus kleinen Dingen große Freude gewinnen, Stuttgart 2000

Horx, Matthias: Wie wir leben werden. Unsere Zukunft beginnt jetzt, München 2008

Hsu, H.-Y.: Oriental Materia Medica, Long Beach CA 1986

Hu, B. C. et. al.: Therapeutic effect of gypenosides in 96 cases of chronic bronchitis, Research on Chinese Herbs 1996, 4, 136

Ishigami, J.: Clinical Application of Panax ginseng (I): Oligospermia and Panax ginseng, Metabolism & Disease, 10, 590 (1973)

Jifeng, W./Jiajun, Z.: Study of the Action of Ganoderma lucidum on scavenging Hydroxyl Radicals from Plasma, Journal of Traditional Chinese Medicine, 1985

Johnston, Basil: Und Manitu erschuf die Welt, München 1992

Kaneko, H. et. al.: Effects of Korean Red Ginseng Powder on the Treatment of Cerebellar Arteriosclerotic Patients, Linshiou & Kenyu, 60 (12), 170 (1983)

Kaneko, H. u.a.: Vasodilatatory Effects of Red Ginseng Saponin (Ginsenoide), Linsbo & Kenyu, 61(8), 235 (1984)

Kanmatsuse, K./Kajiwara, N./Hayashi, K.: Studies on Ganoderma lucidum. I. Efficiacy against Hypertension and Side Effects, Yakugako Zasshi 1985, 105

Kirchdorfer, Anton M.: Ginseng. Legende und Wirklichkeit, München, Zürich 1981

Kwan, C.Y.: Vascular Effects of Selected Antihypertensive Drugs Derived from Traditional Medical Herbs, Clin.Exp. Pharmacol.Physiol. 1995, 22, Suppl. 1, S. 297-9

Lee, M.S./Chung, K.S.: The Effects of Ganoderma Lucidum Extracts and Filtrate of Escherichia coli Culture on Leucocyte Chemotaxis, Korean Journal of Mycology 1987

Li, C.P.: Chinese Herbal Medicine, US Dept. Health, Education and Welfare, Pub. No. (NIH) 75-732 (1974)

Li, Lin et. al.: Protective Effect of Gypemosides Against Oxidative Stress in Phagocytes, Vascular Endothelial Cells and Liver Microsomes, Loma Linda University, Calif. Cancer Biotherapy 1993, 8 (3), 263-272

Lin, S.Y. et. al.: Effects of Shenmai Injection on Immune Function in Stomach Cancer Patients after Chemotherapy, Chung-Kuo-Chung-Hsi-I-Chieh-Ho-Tsa-Chih 1995, 15(8), 451-3

Liu et. al.: Therapeutic effect of jiaogulan on leukopenia due to irridation and chemotherapy, Zhong Guo yi Yao Xue Bao 1992, 7 (2), 99

Liu, Jialiu et. al.: Effects of a gypenosides-containing tonic on the serum SOD activity and MDA content in middle-aged and aged persons, Journal of Guiyang Medical College 1994, 19 (1), 17

Liu, Jialiu et. al.: Overall health-strengthening effects of a gypenosides-containing tonic in middle-aged and aged persons, Journal of Guiyang Medical College 1993, 18 (3), 146

Liu, Z. X.: Therapeutic effect of jiaogulan on 86 patients with chronic bronchitis, Hunan Journal of Traditional Chinese Medicine, 1993, 9 (4), 11

Lu, G. H. et. al.: Comparative study on anti-hypertensive effect of Gypenosides, Ginseng and Indapamide in patients with essentiell hypertension, Guizhou Medical Journal 1996, 20, 1

Lu, G.H. et. al.: The effect of antioxidant herbs on the erythrocytic SOD activity and serum MDA content in patients with endemic fluorosis, Guizhou Medical Journal 1998, 22 (3), 25

Ma, L. et. al.: Study on Effect of Polysaccharides of Ginseng on Peripheral Blood Mononuclear Cell Induced Interleukin-2 Production and Activity of its Receptors in Vitro, Chung-Kuo-Chung-Hsi-I-Chieh-Ho-Tsa-Chih, 1995, 15(7), 411-3

Ma, Y. L. et. al.: Therapeutic effect of jiaogulan in 200 cases of hepatitis B, Hebei Journal of combined Chinese and Western Medicine 1997, 6 (1), 48

Matsuda, H./Kudo, M.: Pharmacological Study on Panax ginseng C.A. Meyer (II): Effect of Ginseng on Experimental Gastric Ulcers (I), Yakugaki Zasshi, 104(5), 449 (1984)

Matsumoto II, Kosai: The Mysterious Reishi Mushroom, Santa Barbara, California 1977

Medvedev, M. A.: Die Wirkung von Ginseng auf die Arbeit von Funkern. Daten zum Studium von Ginseng und anderen Heilpflanzen des Fernen Ostens, 5 Primorskoe Kuizhnoe izdatelsvo, Wladiwostok 1965

Okuda, H./Yoshida, R.: Studies on the Effect of Ginseng Components on Diabetes Mellitus, Proc. 3rd Int. Ginseng Symp., 1980, 53

Park, H.J. et. al.: Effect of Non-saponin Fraction from Panax ginseng on cGMP and Thromboxane A2 in Human Platelet Aggregation, J. Ethnopharmacol. 1995; 49 (3), 157-162

Qian, Hao et. al.: Protective effect of jiaogulan on cellular immunity of the patients with primary lung cancer treated by radiotherapy plus chemotherapy, Acta Academiae Medicinae Shanghai 1995, 22 (5), 363-366

Rumrich, M.: Ginseng neu gesehen, Protokoll einer ungewöhnlichen Heilpflanze, 2. Auflage, Stuttgart 1993

Saita, T. et. al.: Screening of Polyacetylenic Alcohols in Crude Drugs Using the ELISA for Panaxytriol, Biol. Pharm.Bull. 1995, 18(7), 933-7

Sandberg, F.: Proceedings of the International Symposium on Ginseng, Seoul/ Korea 1974

Schneebeli-Graf, Ruth: Nutz- und Heilpflanzen Chinas, Frankfurt/Main 1992

Scholz, Heinz: Macht Ginseng Müde munter? in: Kosmos 2 / 1979

Schulten, Frank-Daniel: Ling Zhi. König der Heilpilze. Der chinesische Reishi – göttlicher Pilz der Unsterblichkeit, 2. Auflage, Aitrang 2003

Sotaniemi, E.A. et. al.: Ginseng Therapy in Non-Insuline-Dependent Diabetic Patients, Diabetic-Care 1995, 18(10), 1373-5

Storl, Wolf-Dieter: Kräuterkunde, Bielefeld 2008

Süttinger, H. von,: Erfahrungsheilkunde, 18, 1969, 259-263

Takagi, K.: Pharmacological Studies on Ginseng, Proc. 1st Int. Ginseng Symposium 1974, 119

Takeda, A. et. al..: Restoration of Radiation Injury by Ginseng (I): Responses of X-irridiated Mice to Ginseng Extract, J. Radiat. Res., 22, 323 (1981)

Takemoto, Tsunematsu et. al.: Studies of the constituents of Gynostemma pentaphyllum Makino, I. Structures of Gypenosides I-XIV, Yakugakuzasshi / Japan, 1983, 103 (2), 173-185

Tanner, M.A. et. al.: The direct release of nitric oxide by gypenosides derived from the herb Gynostemma pentaphylum, Nitric Oxide 1999 Oct. 3 (5), 359-395

Turova, A.P./Aleshkina: Sov. Med. 17, 168-169 (1953)

Weihofen, Jürgen: Heilpilze Ling Zhi, Shiitake & Co schützen das Immunsystem, 2. Auflage, Troisdorf 2000

Weiß, Rudolf Fritz: Lehrbuch der Phytotherapie, Stuttgart 1991

Willard, Terry/Jones, Kenneth: Reishi Mushroom. Herb of Spiritual Potency and Medical Wonder, Seattle 1990

Woo, K.S. et. al.: An Experimental Study on the Effect of Ginseng Saponin upon Diabetes Mellitus, J. Hanyang Medical Coll., 2(1), 47 (1982)

Wu, P.K. et. al.: Therapeutic effect of a compound jiaogulan recipe to treat 80 patients with type II diabetes mellitus, Hunan Journal of Chinese Medicine 1997, 13 (6), 7

Wu, W. et. al.: Effects of Panax Notoginseng Saponin Rg1 on Cardiac Electrophysiological Properties and Ventricular Fibrillation Threshold in Dogs, Chung-Kuo-Yao-Li-Hsueh-Pao. 1995, 16(5), 459-63

Yamamoto, M. et. al..: Clinical Studies on the Effect of Korean Red Ginseng on Diabetic Patients, Kisho & Kenyu, 17(6), 169 (1982)

Yamamoto, M. et. al.: Effects of Panax ginseng on Various Plasma Hormons and Lipids, Proc. Symp. Wakan Yaku, 14, 117 (1981)

Yamamoto, M. et. al.: Studies on the Effect of Korean Red Ginseng Powder on Arterioscleroses, Kisho & Linshiou, 17(6), 178 (1983)

Yamamoto, M./Uemura, T.: Endocrinological and Metabolic Action of Ginseng Principles, Proc. 3rd Int. Ginseng Symp., 1980, 115

Yonezawa, M. et. al.: Restoration of Radiation Injury by Ginseng (II): Some Properties of the Radioprotective Substance, J. Radiat. Res., 22, 336 (1981)

Yonezawa, M. et. al.:Restoration of Radiation Injury by Ginseng Extract, Proc. 4th Int. Ginseng Symp., 1984, S. 133

Yongkang, Li: Heilen mit Chinatees, Augsburg 1997

Yoshita, Y. et. al.: Effects of Korean Red Ginseng on the Treatment of Diabetic Patients, Kisho & Linshiou, 16(20), 302 (1982)

Yu, C.: Therapeutic effect of Tablet gypenosides on 32 patients with hyperlipaemia, Hu Bei Zhong Yi Za Zhi 1993, 15 (3), 21

Yu, J. et. al.: The effect of jiaogulan on aggregation and dis-aggregation of human platelets, Journal of Fujian Medical College 1995, 29 (3), 246

Zang, X.L. et.al.: Study of the antioxidant effect of Danshen extract in aged persons and patients with fluorosis, Zhonguo Di Fang Bing Zazhi (Chinese Journal of Endemic Diseases) 1998, 17 (4), 234

Zang, Yi-Qun et. al.: Immediate effects of a gypenosides-containing tonic on the echocardiography of healthy persons of various ages, Journal of Guiyang Medical College 1993, 18 (4), 261

Zhou, Ying-Na et. al.: Effects of a pypenosides-containing tonic on the pulmonary function in exercise workload, Journal of Guiyang Medical College 1993, 18 (4), 261

Zhou, Ying-Na et. al.: Influence of kiwifruit/jiaogulan recipe on the lung function and exercise endurance under exercise workload, Journal of Guiyang Medical College 1993, 18 (4), 256

Zhu, B. Z.: Therapeutic effect of Jiaogulan granules on 100 patients with chronic hepatitis B, Journal of Anhui College of Traditional Chinese Medicine 1994, 13 (3), 7

Bildnachweise

Abbildung 1: Meister Yüan-Kuang, Das Buch der chinesischen Weissagung, 2. Auflage, Bern München Wien 1975, S.84

Abbildung 2: Bankhofer, Dolinschek, Hörtnagel 2005

Abbildung 3: www.nlnv.de

Abbildung 4: Dr. Klaus-Dieter Jung, Damstadt

Abbildung 5: Paul Schall, Der Arzt in der Chinesischen Kultur, Stuttgart 1965 (nach Schulten 2003, 18)

Abbildung 6, 7, 8: Dr. Günter Harnisch

Abbildung 9, 10, 11, 12, 13 : IL HWA, Allcura Naturheilmittel, Wertheim

Wir bedanken uns herzlich
bei allen Bildautoren für die freundliche Abdruckgenehmigungen!